Gary F. Bouloux

Office Based Anesthesia Complications
Prevention, Recognition and Management

门诊麻醉并发症手册
预防、识别和管理

主 编 〔美〕盖瑞·F.布卢克斯
主 译 吴爱玲 黄 辉 蒋 飞

天 津 出 版 传 媒 集 团
天津科技翻译出版有限公司

著作权合同登记号：图字：02-2021-222

图书在版编目(CIP)数据

门诊麻醉并发症手册：预防、识别和管理／(美)
盖瑞·F.布卢克斯(Gary F. Bouloux)主编；吴爱玲，
黄辉，蒋飞主译. —天津：天津科技翻译出版有限公司，
2024.6
　　书名原文：Office Based Anesthesia
Complications: Prevention, Recognition and
Management
　　ISBN 978-7-5433-4464-8

　　Ⅰ.①门…　Ⅱ.①盖…　②吴…　③黄…　④蒋…　Ⅲ.
①麻醉-并发症-手册　Ⅳ.①R614-62

　　中国国家版本馆 CIP 数据核字(2024)第 093158 号

Office Based Anesthesia Complications: Prevention, Recognition and Management
edited by Gary Bouloux
Copyright © Springer Nature Switzerland AG, 2021
This edition has been translated and published under licence from
Springer Nature Switzerland AG.

中文简体字版权属天津科技翻译出版有限公司。

授权单位：Springer Nature Switzerland AG.
出　　版：天津科技翻译出版有限公司
出 版 人：方　艳
地　　址：天津市南开区白堤路 244 号
邮政编码：300192
电　　话：(022)87894896
传　　真：(022)87893237
网　　址：www.tsttpc.com
印　　刷：天津海顺印业包装有限公司
发　　行：全国新华书店
版本记录：710mm×1000mm　16 开本　9.25 印张　250 千字
　　　　　2024 年 6 月第 1 版　2024 年 6 月第 1 次印刷
　　　　　定价：58.00 元

(如发现印装问题，可与出版社调换)

译者名单

主　译　吴爱玲　黄　辉　蒋　飞

译　者（按姓氏汉语拼音排序）

陈镜伊　黄　辉　蒋　飞　晋兆琴

雷洪燕　李思言　刘　竞　卢　莹

卢玺宇　罗　川　田　伟　王艺桦

吴爱玲　肖谢华　杨正雄

编者名单

Jeffrey Bennett, DMD Oral and Maxillofacial Surgery, Indianapolis, IN, USA

Lisa Bernstein, MD Department of Medicine, Emory University School of Medicine, Atlanta, GA, USA

Robert C. Bosack, DDS Private Practice, Oral and Maxillofacial Surgery, Orland Park, IL, USA

Gary F. Bouloux, DDS, MD, MDSc, FRACDS(OMS), FACS Division of Oral and Maxillofacial Surgery, Department of Surgery, Emory University School of Medicine, Atlanta, GA, USA

Dimitri Cassimatis, MD Emory University Hospital Midtown, Department of Medicine, Emory University School of Medicine, Atlanta, GA, USA

William Chung, DDS, MD Department of Oral and Maxillofacial Surgery, University of Pittsburgh School of Dental Medicine, Pittsburgh, PA, USA

Jeffrey A. Elo, DDS, MS, FACS, FACD, FICD Division of Oral and Maxillofacial Surgery, College of Dental Medicine, Western University of Health Sciences, Pomona, CA, USA

Department of Oral and Maxillofacial Surgery, Loma Linda University, Loma Linda, CA, USA

Deepak G. Krishnan, DDS, FACS Division of Oral and Maxillofacial Surgery, Department of Surgery, University of Cincinnati, Cincinnati, OH, USA

Stuart Lieblich, DMD University of Connecticut School of Dental Medicine, Farmington, CT, USA

Private Practice, Avon Oral and Maxillofacial Surgery, Avon, CT, USA

Austin Lyman, DMD, MS Department of Oral and Maxillofacial Surgery, Medical University of South Carolina, Charleston, SC, USA

Vincent J. Perciaccante, DDS, FACS Oral and Maxillofacial Surgery, Emory University School of Medicine, Atlanta, GA, USA

Private Practice, South Oral and Maxillofacial Surgery, Peachtree City, GA, USA

Erin Rosenberg, MD Childrens Healthcare of Atlanta, Emory University School of Medicine, Atlanta, GA, USA

Steven M. Roser, DMD, MD, FACS Division of Oral and maxillofacial Surgery, Department of Surgery, Emory University School of Medicine, Atlanta, GA, USA

Marissa R. Shams, MD Department of Internal Medicine, Division of Pulmonary, Allergy, Critical Care & Sleep Medicine, Emory University School of Medicine, Atlanta, GA, USA

Martin B. Steed, DDS, FACS Department of Oral and Maxillofacial Surgery, Medical University of South Carolina, Charleston, SC, USA

Kacy Wonder, DMD Department of Oral and Maxillofacial Surgery, Medical University of South Carolina, Charleston, SC, USA

中文版前言

随着我国国民经济水平和医疗技术不断提高，麻醉学科率先提出了"舒适化医疗"的概念。中华医学会麻醉学分会前任主任委员于布为曾提道："今后的医疗服务，毫无疑问地会向舒适化的方向发展，而这方面的发展，麻醉科毫无疑问将是主导学科。"因此，为患者提供舒适化医疗是今后麻醉科医生的基本职责。

门诊诊疗作为医院的重要一环，以保障患者安全为第一要务。门诊无论是局部麻醉、清醒镇静，还是全身麻醉，如何让患者舒适、平稳地完成诊疗活动，对于麻醉科医生、门诊医生都是极大的挑战。本书详尽地描述了门诊麻醉工作中可能面对的各种常见并发症、处理方法和预防措施，有助于相关医务工作者在临床实践中能正确识别并处理所遇到的问题。当然，也可以举一反三，将其应用于所有外科门诊。相信无论对于有一定临床经验的医务工作者，还是初入医学界的年轻医生，本书都是便捷、实用的学习参考资料，开卷有益！

吴震翰 黄辉 蒋飞

前　言

　　同时兼顾麻醉和手术对门诊医生而言是极大的挑战。然而，在住院医师培训期间接受的麻醉教育和培训使外科医生具备了管理患者的技能和经验。无论是局部麻醉、清醒镇静、深度镇静，还是全身麻醉，都使得外科医生实施令人痛苦的侵入性操作时变得相对容易。然而，麻醉并非没有风险，确保麻醉和手术安全、有效地完成是门诊医生的职责所在。当实施麻醉时，要以保证患者安全为第一要务。即使已做好万全准备，也要注意防范并发症发生。面对每一次麻醉，外科医生首先需要预防，然后识别和处理所有并发症。这有助于确保降低每一例患者的麻醉风险。本书囊括了过去20余年有记载的常见门诊麻醉相关并发症。在此将本书献给我们为之奉献的医学专业，献给广大麻醉医生和手术医生，献给以性命相托的患者。

Gary F. Bouloux

目　录

第 1 章　门诊麻醉危险分层 ……………………………… 1

第 2 章　基础和高级生命支持 …………………………… 12

第 3 章　喉痉挛 …………………………………………… 21

第 4 章　误吸 ……………………………………………… 31

第 5 章　哮喘 ……………………………………………… 36

第 6 章　过敏 ……………………………………………… 47

第 7 章　支气管痉挛 ……………………………………… 53

第 8 章　肥胖症 …………………………………………… 59

第 9 章　阻塞性睡眠呼吸暂停综合征 …………………… 66

第 10 章　张口困难 ……………………………………… 72

第 11 章　心律失常 ……………………………………… 77

第 12 章　心肌梗死 ……………………………………… 91

第 13 章　肺栓塞 ………………………………………… 98

第 14 章　小儿急症 ……………………………………… 102

第 15 章　紧急气道管理 ………………………………… 115

第 16 章　处方阿片类药物滥用 ………………………… 126

索引 ……………………………………………………… 135

共同交流探讨
提升专业能力

▪▪ 智能阅读向导为您严选以下专属服务 ▪▪

【推荐书单】 推荐专业好书，助您精进专业知识。

【读者社群】 与书友分享阅读心得，交流专业知识与经验。

操作步骤指南

微信扫码直接使用资源，无需额外下载任何软件。如需重复使用可再扫码，或将需要多次使用的资源、工具、服务等添加到微信"收藏"功能。

扫码添加
智能阅读向导

第 1 章

门诊麻醉危险分层

Stuart Lieblich, Marissa R. Shams

引言

我们对门诊患者的关怀往往出于两个方面的考虑：即将开始的手术进程及如何处理相关的不适和焦虑。正是这些多维度的考量让我们的职业独一无二。在门诊进行的手术通常被认为创伤小，伴随很少的出血，患者的血流动力学也相对平稳。但与之相伴的局部麻醉、深度镇静及全身麻醉都需要专业人员进行系统的管理。门诊医生的职责不仅仅是保证手术顺利完成，更重要的是让患者能够耐受局部麻醉或全身麻醉。

对任何患者实施局部麻醉、深度镇静或者全身麻醉都存在风险。危险分层的本质是对患者进行麻醉风险评级，然后相应调整麻醉计划。大多数患者都相对健康，可以采用常规方式。但针对一些特殊患者，我们则需要对局部麻醉方式、药物、剂量、时间及麻醉后恢复进行单独调整，甚至有时需要按照急诊手术中心或手术室的标准来进行处理。以下是门诊麻醉危险分层的 5 个基本关键点：

- 美国麻醉医师协会(ASA)身体状况分级。
- 身体功能状态(MET)。
- 马兰帕蒂分级。
- 体重指数(BMI)。
- 气道状况评估。

患者评估

首先，我们需要对患者的病史进行详细询问，包括既往史、社会史、手术麻醉史等一系列特殊问题,同时进行体格检查,以便门诊医生第一时间掌握患者相关情况,决定手术方式,同时结合患者特殊病情,提前制订理想的麻醉方案。有时为了正确评估患者并进行危险分层,还需要其提供相关检查资料和(或)进一步完善相关检查。

患者如果能在到达门诊之前就完成病史采集表是最理想的,相比现场询问,前者有充足的时间在会诊前收集相关信息。可以将表格提前发送给医生进行病史评估,从而简化相关流程。

患者到达门诊后,需要为其测量血压、心率等生命体征。同时测量氧饱和度(SaO_2),其能在一定程度上反映患者的心肺功能。生命体征监测需要由受过基本训练的医务人员来完成,他们能识别包括心动过缓、心动过速、不规则节律在内的心律失常。需要标记异常值,以便门诊医生查阅。回顾既往史和手术史可以帮助医生参照 ASA 身体状况分级指南(表 1.1)对患者进行分类。

对 ASA 分级Ⅰ~Ⅱ级的患者尤其适合行门诊麻醉,因为他们的心肺功能储备良好,能耐受深度镇静和全身麻醉。对于 ASA Ⅲ级的患者,则需要谨慎,可能需要调整麻醉方案,以避免潜在心血管及肺部并发症发生。

同期麻醉前评估可以明显降低常规实验室检查的必要性。通过监测代谢当量(MET),可以获取患者的心肺功能储备状况。1MET 相当于每千克体重每分钟消耗 3.5mL 氧气 [3.5mL/(kg·min)],MET 反映了麻醉期间患者心血管及肺功能耐受程度。低代谢当量或近期降低提示麻醉相关并发症风险升高,需要门诊医生进一步检查并进行危险分层。代谢当量小于 4MET 患者的心肺功能极差,不适合行深度镇静或全身麻醉(表 1.2)。

表 1.1   ASA 身体状况分级指南

ASA 分级	定义	说明
ASA Ⅰ 级	正常的患者	不吸烟,适度饮酒
ASA Ⅱ 级	合并轻度系统性疾病	不伴有功能限制
ASA Ⅲ 级	合并严重系统性疾病	功能受限
ASA Ⅳ 级	合并持续威胁生命的严重系统性疾病	近期 MI、CVA 或 TIA
		ACS、重度瓣膜心脏病及脓毒血症
ASA Ⅴ 级	不手术随时可能死亡	NA
ASA Ⅵ 级	器官捐赠的脑死亡患者	NA

MI,心肌梗死;CVA ,脑血管意外;TIA ,短暂性脑缺血发作;ACS,急性冠脉综合征。

表 1.2 功能状态评估(MET)示例

极好(>7MET)	中等(4~7MET)	差(<4MET)
壁球	骑脚踏车	步行,每小时 2 英里
网球	爬一段楼梯	日常起居活动
跑步	步行,每小时 4 英里(1 英里≈1.61km)	
拖地	庭院劳动	

Adapted from: Hlatky MA, Boineau RE, Higginbotham MB, Lee KL, Mark DB, Califf RM, et al. A brief self-administered questionnaire to determine functional capacity (the Duke Activity Status Index). Am J Cardiol. 1989;64:651-4

对于门诊麻醉而言,气道评估是至关重要的。除了气管插管之外,无论是建立气道还是保持气道通畅,马兰帕蒂分级依然是可靠的工具。尽管马兰帕蒂分级不可改变,麻醉医生仍可以依据气道风险评分调整麻醉方案(图 1.1)。

BMI 也可以用于预测麻醉相关并发症。BMI 计算公式为体重(kg)除以身高的平方(m^2)。BMI 正常或超重患者的麻醉风险较低。低体重患者可能出现电解质紊乱或心律失常;对肥胖或病态肥胖患者行人工通气困难,功能残气量(FRC)低,难以建立气道或插管,这两类患者的麻醉风险均较高。避免使用呼吸抑制药物会有所帮助(表 1.3)。

难以维持气道通畅或造成困难气道的因素包括 BMI、颈部长度和直径。胸颏间距指的是头部后仰至最大限度时,胸骨上缘切迹到下颌骨颏突之间的距离,如果<12.5cm,则插管困难的阳性预测值为 82%(图 1.2)。

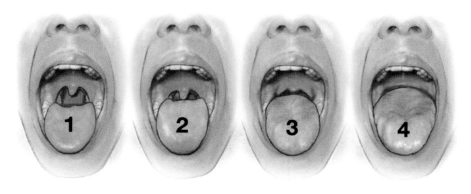

图 1.1 马兰帕蒂分级(1~4)。

表 1.3　体重指数(kg/m²)

<18.5	低体重
18.5~24.9	正常
25~29.9	超重
30~40	肥胖
>40	病态肥胖

以下是门诊麻醉患者的评估清单:

- 血压、心率、心律。
- 身高和体重(BMI)。
- 既往史、社会史、手术麻醉史。
- 正在服用的药物,包括最近的药物调整。
- 过敏史。
- 阻塞性睡眠呼吸暂停危险因素评估。
- 特殊实验室检查回顾。
  - 心脏病患者最近 6~12 个月的心电图。
  - 糖尿病(1 型和 2 型)患者的血糖及糖化血红蛋白水平。
  - 对于手术前 7 天内服用华法林的患者或可疑肝病患者,需要复查 INR。

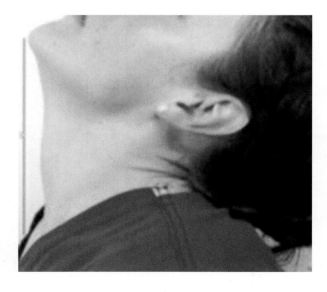

图 1.2　胸颏间距。

– 测量呼吸系统疾病患者吸空气时的 SaO_2。

- ASA 分级。
- 身体功能状态。

对门诊患者实施麻醉前,进行以下特殊且必要的体格检查:

- 重视气道相关检查。
  – 马兰帕蒂分级。
  – 最大张口门齿距离。
  – 造成正压通气(PPV)困难的相关危险因素,包括胡须、牙齿缺如、颈部短粗、BMI 较高。
- 肺部听诊。
- 观察四肢静脉穿刺点。

是否对需要深度镇静或全身麻醉的育龄女性进行妊娠测试还存在争议。美国口腔颌面外科医生协会(AAOMS)的管理标准并不对育龄女性行常规检查。如果患者有过性行为且末次月经情况不明,则有妊娠的可能性。即时检测(POC)可以利用尿液测试试剂盒进行,通常妊娠后 14 天内就可以测出。对于未成年人(<18 岁),则需要回避其家属进行。如果测试呈阳性,则应推迟手术和麻醉。

系统性疾病

心脏疾病

对于既往有心脏病史的患者,需要进一步评估风险。很多患者的病史资料完备,能够给门诊医生提供充足的信息,从而决定是否需要进一步完善相关检查。咨询患者的主治医生或心脏专科医生可能会有所帮助。

冠心病和心肌梗死

门诊医生应当咨询患者是否有活动后心绞痛或气促(SOB),如有可能提示心肌缺血(IHD)。用 MET 明确患者心功能储备对于评估疾病严重程度尤为重要。经常或偶尔服用扩血管药物(如硝酸甘油),也可以帮助医生进一步判断。如果患者有心肌梗死(MI)病史,则需要提供更多信息。6 周以内发生过 MI 是所有择期手术的禁忌证。如果 6 周前发生过 MI,且不伴有心功能损伤,则可以按计划实施麻醉和手术。距 MI 发生时间越久,发生不良心脏事件风险越小。很多近期接受过经皮冠状动脉成形术(PCA)患者的发病率和死亡率明显降低。对于这类患者,术后往往会采取双重抗血小板治疗(DAPT),包括使用阿司匹林,以及一种糖蛋白Ⅱb/Ⅲa抑制剂(例如,阿昔单抗或依替巴肽)或一种ADP拮抗剂(例如,氯吡格雷)。对于球囊扩张成形术、裸金属支架植入治疗、药物洗脱支架植入治疗,糖蛋白Ⅱb/Ⅲa抑制剂或二磷酸腺苷(ADP)拮抗剂应该分别持续用药至术后14天、30天和3个月。建议行心电图监测,使用改良的V5导联(将左上肢导联移到腋中线位置并将心电监护设置为Ⅰ导联),这样可以更敏感地监测到ST段改变。即便仅实施局部麻醉,对此类患者给予氧气(含或不含氧化亚氮)都会有所帮助。

心律失常

心律失常会显著增加麻醉期间并发症发病率。使用含外源性肾上腺素的局部麻醉药、内源性肾上腺素,以及氯胺酮和吸入性麻醉药可能造成心律失常。沃-帕-怀综合征、二度Ⅱ型传导阻滞和三度传导阻滞是门诊深度镇静或全身麻醉的禁忌证。心房颤动(AF)是一种相对容易识别的心律失常。对于AF患者是否服用华法林或其他直接口服抗凝药物(DOAC),需要进一步评估相关风险。之所以关注AF,是因为其可能会发展为快速心室率(RVR),导致急性心功能不全和心力衰竭。对于此类患者,麻醉医生应限制使用肾上腺素及避免过多液体输入。对于慢性AF及心率超过90次/分的患者,应考虑请心内科会诊,以控制心率。如果患者植入了心脏起搏器或体内除颤仪(ICD),则必须请心内科专科医生会诊,最好在急诊手术间(ASC)或手术室内进行麻醉。

充血性心力衰竭

充血性心力衰竭(CHF)患者的心输出量逐渐下降。失代偿心力衰竭的症状表现为呼吸急促、外周水肿,伴或不伴疲劳。MET反映了心功能储备情况,对于了解心力衰竭严重程度很有价值。很多此类患者不能耐受心率或血压的急剧变化,实施手术麻醉时应当监测患者血压及Ⅱ导联心电图。如考虑患者实在不能耐受,则可以采取单纯局部麻醉。中度至重度CHF为深度镇静或全身麻醉的禁忌证。

瓣膜性心脏病和人工瓣膜

行瓣膜置换术之前,有的患者可能被要求行阻生牙拔除,以预防可能的感染,考虑到拔牙的复杂性,此类手术或许不适合在门诊进行,必要时可以考虑行多学科会诊。行瓣膜置换术之后,患者情况会变得相对稳定。植入异体瓣膜后,需要开始长期抗凝治疗。异种(猪)瓣膜移植后仅需要抗凝6个月。结合患者心功能并咨询心内科医生可以对患者进行危险分层,并制订适当的麻醉计划。

呼吸系统疾病

门诊麻醉的一个主要风险在于麻醉药物导致的呼吸暂停或呼吸抑制。呼气末二氧化碳($ETCO_2$)监测及心前区听诊可以实时向门诊医生反馈患者呼吸情况。从呼吸暂停到SaO_2下降的时间取决于预氧合和功能残气量(FRC)等诸多因素。肥胖患者、儿科患者及合并与 FRC 降低相关疾病患者的氧饱和度下降相对快速(图 1.3)。

哮喘

哮喘是门诊医生最容易遇到的慢性呼吸系统疾病。需要对此类患者进行哮喘严重程度分级,以评估潜在麻醉风险(表 1.4)。

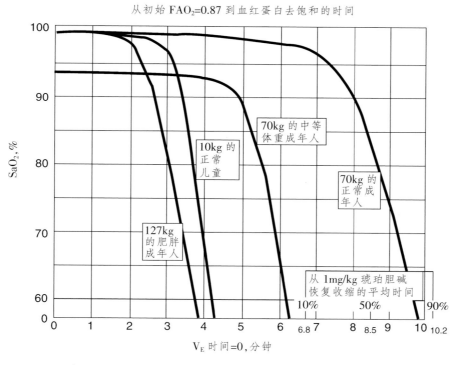

图 1.3　SaO_2 下降时间。[Adapted from:Benumof JF, Dagg R, Benumof R. Critical hemoglobin desaturation will occur before return to an unparalyzed state following 1mg/kg intravenous succinylcholine. Anesthesiology. 1997;87(4):979–82]

表 1.4　哮喘严重程度分级(>12 岁)

	间歇发作	轻度	中度	重度
症状	每周<2 天	每周>2 天,但不是每天	每天	每天数次
夜间憋醒	<2 次/月	每个月 3~4 次	每周>1 次,但不是每晚	经常每晚都发作
使用 SABA 控制症状(并非用于运动诱导的支气管痉挛)	每周<2 天	每周>2 天,但不是每天	每天	每天数次
日常活动受限	无	轻微受限	中等受限	重度受限
肺功能评估 FEV$_1$(预测)	>80%	>80%	60%~80%	<60%
症状加重,需要口服激素	每年 0~1 次	每年>2 次	每年>2 次	每年>2 次
常用药物	按需使用 SABA	低剂量 ICS,LTRA	中等剂量 ICS,+/–LABA,LTRA	高剂量 ICS+LABA 或 LAMA、LTRA,每天口服激素,生物制剂[a]

LABA,长效 β 受体激动剂;SABA,短效 β 受体激动剂;ICS,吸入性激素;LTRA,白三烯受体拮抗剂;LAMA,长效毒蕈碱制剂。

[a] 生物制剂可以肌内注射,也可以静脉输注,其是一种单克隆抗体,针对哮喘相关的特殊介质,如 IgE、IL-5、IL-5 受体或 IL-4/IL-13 受体,这些受体基于哮喘表型(过敏、嗜酸性粒细胞)而产生。目前可用的制剂有奥马珠单抗(Xolair®,基因泰克诺华制药公司,美国新泽西州)、美泊利单抗(Nucala®,葛兰素史克制药公司,英国伦敦)、瑞利珠单抗(Cinquair®,梯瓦制药,美国新泽西州)、贝那利珠单抗(Fasenra®,阿斯利康制药公司,美国马里兰州)、杜匹鲁单抗(Dupixient®,赛诺菲-安万特集团,法国巴黎)。需要注意这是个新兴领域,有大量生物制剂上市。

未有效控制的哮喘是门诊深度麻醉和全身麻醉的禁忌证,采用以下工具评估哮喘控制情况尤为重要。

- 过去 4 周,患者是否:
  - 每周都有 1 天发作两次以上?
  - 哮喘发作导致夜间憋醒?
  - 每周使用短效 β 受体激动剂控制症状两次以上?
  - 因为哮喘而活动受限?

哮喘控制良好:所有项目均回答"否"。

哮喘部分控制:1~2 项回答"是"。

哮喘未控制:3~4 项回答"是"。

轻度间歇性和持续性哮喘患者可以接受门诊深度镇静或全身麻醉。对于中重度哮喘患者,最好在 ASC 实施麻醉,以便更好地控制支气管痉挛等并发症。重要的是,应当避免使用易引起组胺释放的药物,如非甾体抗炎药(NSAID)及吗啡等。考虑到支气管痉挛风险,对于近期(≤4 周)发生上呼吸道感染(URI)的患者,不宜行深度镇静或全身麻醉。同样有证据表明,哮喘患者发生围术期呼吸系统不良事件的风险增加。

肝脏疾病

病毒性肝炎、慢性乙醇(酒精)中毒、药物性肝中毒等多种原因均可引起肝脏疾病。肝脏产生的血清蛋白可以同许多麻醉药物结合。如果肝功能受损,循环中游离麻醉药物增加会造成药物活性增强及作用时间延长。此外,由于阿片类药物、苯二氮䓬类药物等许多药物需要经肝脏代谢,肝脏疾病会引起这些药物的半衰期增加,导致麻醉作用时间延长。快速分配的药物,如丙泊酚更适合此类患者。咨询患者的主治医生或肝病专科医生,完善相关代谢综合检查,以便对患者进行危险分层。

肾脏疾病

对肾脏疾病患者实施麻醉要面对另外一系列挑战。经尿液排泄是药物消除的主要手段。当药物代谢产物仍然有药理作用时,由于肾脏疾病患者的药物清除变慢,会导致药物作用时间延长。此外,肾脏还负责维持机体电解质及液体平衡。如果肾功能受损,则会造成电解质紊乱及液体潴留,继而诱发心功能不全或心律失常。咨询患者的主治医生或肾病专科医生,从而对患者进行危险分层。

老年患者

对门诊老年患者的麻醉风险一定要有充分心理准备。随着年龄增长,所有器官功能(包括心血管、肺、肾脏、肝脏、认知等)均会下降。需要对老年患者进行充分风险评估,以降低麻醉相关并发症风险。

总体

- 肌肉质量下降。
- 脂肪储备增加。
- 血容量下降。

神经系统

- 脑萎缩导致认知功能受损、意识混乱、痴呆。
- 血压自动调节功能受损,体温调节受损,胃排空延迟。

心血管系统

- 充血性心力衰竭及冠心病。
- AF。
- 高血压。
- 血液循环时间增加。

肺脏

- FRC 减少。
- 对 CO_2 升高或 O_2 下降反应迟钝。
- 保护性咳嗽及吞咽反射丧失。

肾脏

- 肾小球滤过率降低。
- 液体和电解质失衡。
- 药物和代谢物的排泄能力下降。

肝脏

- 肝血流减少。
- 药物代谢能力下降。
- 蛋白结合能力下降。

老年患者合并疾病多,服用的药物也多。老年人生理状况的变化,结合复杂的药物使用情况会导致心血管系统和肺脏对麻醉的反应变弱及迟钝。此外,还需要谨慎选择麻醉药,以避免同其他用药产生药物间不良反应。

采用单纯局部麻醉,以避免麻醉相关并发症发生,也是一种优先考虑。如果手术必须深度镇静,则需对患者进行充分评估,以确保麻醉计划安全可靠。除了需要暂停使用或调整糖尿病药物用量之外,其他药物一般正常服用。易导致术后谵妄的药物,如苯二氮䓬类和氯胺酮等应尽量谨慎使用。此外,麻醉药物应当按照体重适量给予。芬太尼和丙泊酚联合应用的效果良好,且窒息或心血管不良反应少。以下剂量虽保守但相对安全,可以作为参考:

- 芬太尼 0.25~0.5μg/kg(20~40μg)。
- 丙泊酚 0.25~0.4mg/kg(15~30mg)。

最好采用滴定给药,以保证患者生命体征及心血管参数平稳。由于老年患者的血液循环变慢,药物需要更长时间才会起效,此时不要认为剂量不足而盲目追加药物。

(黄辉　译)

推荐阅读

1. https://geriatricscareonline.org/toc/american-geriatrics-society-updated-beers-criteria-for-potentially-inappropriate-medication-use-in-older-adults/CL001. Accessed 28 Feb 2020. AGSUBCfPIMUiOA.
2. Herlich A, Bosack BR. When should you say no? In: Bosack R, Lieblich S, editors. Anesthesia complications in dentistry. Oxford: Wiley; 2014. p. 315.
3. Levine MSA. Anesthetic considerations for patients with renal disease. In: Bosack R, Lieblich S, editors. Anesthesia complications in dentistry. Oxford: Wiley; 2014.
4. Makary MA, Segev DL, Pronovost PJ, et al. Frailty as a predictor of surgical outcomes in older patients. J Am Coll Surg. 2010;210:901–8.
5. Miller JLS. Anesthetic considerations for patients with hepatic disease. In: Bosack R, Lieblich S, editors. Anesthesia complications in dentistry. Oxford: Wiley; 2014.
6. Miloro M, Basi D, Halpern L, Kang D. Patient assessment. J Oral Maxillofac Surg. 2017;75:e12–33.
7. Tait AR, Malviya S. Anesthesia for the child with an upper respiratory tract infection: still a dilemma? Anesth Analg. 2005;100:59–65.
8. Udupa AN, Ravindra MN, Chandrika YR, Chandrakala KR, Bindu N, Watcha MF. Comparison of pediatric perioperative risk assessment by ASA physical status and by NARCO-SS (neurological, airway, respiratory, cardiovascular, other-surgical severity) scores. Paediatr Anaesth. 2015;25:309–16.
9. Wong J, Lam DP, Abrishami A, Chan MT, Chung F. Short-term preoperative smoking cessation and postoperative complications: a systematic review and meta-analysis. Can J Anaesth. 2012;59:268–79.
10. Schrieber A, Tan P. Anesthesia considerations for the geriatric patients. In: Bosack R, Lieblich S, editors. Anesthesia complications in dental patients. Oxford: Wiley; 2014. p. 98.

第 2 章

基础和高级生命支持

Jeffrey Bennett

引言

　　每一位门诊医生都需要能够识别、诊断和处理门诊可能发生的医疗紧急事件。对于大多数门诊来说，这些事件很少发生。然而，一旦发生，需要及时地识别和干预。由于这些事件不常见，医生及其团队所需的知识和技术可能很少应用，甚至从未运用过，但应该明确的一点是，只有能够最好地使用这些知识和技术，才能达到最佳的效果。

　　各种医疗紧急事件都可能在门诊发生。人们希望医生有能力处理每一种情况。然而，由于紧急事件的发展变化，准确的诊断可能不容易快速做出。那么，问题出现了：如果没有做出正确的诊断，医生及其团队如何进行适当的干预呢？无论紧急事件的实际诊断如何，坚持基础和高级生命支持的基本原则都会获得最佳和可预测的结果。基础生命支持(BLS)的基本原理包括建立和维持气道通畅，评估气道和提供 PPV，进行胸外按压，并使用自动体外除颤仪(AED)进行早期除颤。高级心脏生命支持(ACLS)在基本生命支持的基础上优化了气道管理技术，拓展了患者评估，并按照一整套临床流程规范了各种心血管急症的药物使用。

　　本章提出了我们必须面对的挑战是需要建立一个有效的门诊团队，这个团队不光要有处理紧急医疗事件的知识和技能，还需要转变我们在基础和高级生命支持教育中的关注点，不能仅局限于知识技能的发展和提高，更重要的是提升高效团队协作的能力。对 BLS 和 ACLS 的基础原理感兴趣的读者可以参考美国心脏协会(AHA)的指导手册。

课程认证：知识和技能保留率

为了保持 BLS 和 ACLS 的"认证"，个人必须每两年成功完成一门课程。获得"认证"或获得课程完成卡代表了最低要求的能力水平。然而，一些研究表明，不同的教学方法都存在不足之处，可能无法达到获取关键知识和技能的基本要求。如果团队成员没有得到充分的培训，医疗紧急干预的有效性可能会影响患者的转归。此外，一些研究表明，早在培训后 3~6 个月，知识和技能水平就会迅速下降。训练不佳或从复习训练/课程中得不到强化会导致技能水平下降，其最终结果是心肺复苏（CPR）质量差。在医生和医疗保健专业人员中，我们已经观察到低于 AHA 指南要求的低质量 CPR 表现。医生、护理人员、支持人员的临床技能水平下降，以及门诊缺乏医疗紧急情况，都导致了医疗紧急情况下的复苏结果不佳。

生命支持的核心组件

心肺复苏术的主要组成部分是气道建立、通气、胸外按压和必要时除颤（表2.1）。BLS 通气的核心组成部分包括建立通畅气道和提供适当的通气量。低通气是有害的，因为其不能提供足够的气体交换。过度通气也是有害的，因为其会增加胸腔内压力，从而减少心输出量。对于 AHA 教授的气道开放技术，传统上需要后仰头部、抬起下颏和托住下颌。这些联合操作减轻了腭咽和舌咽水平的阻塞，以及舌后坠导致的阻塞。在这些动作中，托住下颌可能是最有效的。

BLS 提供者应当使用带阀门的球囊面罩进行 PPV，也可以使用或不使用其他简单的气道辅助工具（如口咽或鼻咽通气道）。即使对于接受过高级气道训练的医

表2.1　高质量的心肺复苏术

1.按压频率为 100~120 次/分

2.成人按压深度为 2~2.5 英寸（5~6cm）

3.儿童按压深度为 2 英寸（5cm）

4.按压的间歇期让胸廓完全回弹

5.胸外按压中断应尽可能短

6.无高级气道的成人胸外按压通气比为 30∶2

7.无高级气道的儿童胸外按压通气比为 15∶2

8.对于高级气道患者，应每 6 秒通气一次，不间断胸外按压

生,球囊面罩仍然是提供初始 PPV 的主要方法。ACLS 中的先进气道技术尚未被证明可以提高院前心脏停搏患者的生存率,事实上,反复插管失败确实增加了胸外按压的中断,这已被证明是有害的。无论使用何种技术,充分的氧合和通气都能挽救生命。

胸外按压会产生血液流动,高质量的胸外按压是产生器官灌注的必要条件。胸外按压的核心部分包括按压速度和深度,按压间隙胸廓的完全回弹,以及最小限度中断胸外按压,以进行呼吸和脉搏检查。低质量的胸外按压已被证明与不良的患者预后相关。随着平均压迫深度和速率降低,心脏停搏患者的存活率和心脏停搏后恢复良好功能的可能性也会降低。AHA 越来越重视在成人非窒息相关心脏停搏心肺复苏的早期阶段进行胸外按压。这样做的基本原理是,肺的功能残气量中储存有一定量的氧气,因此血液中的氧含量最初是可维持的,器官灌注和患者预后更依赖于胸外按压产生的血液循环。此外,过度地中断胸外按压来进行通气会降低除颤的成功率。

早期除颤对于患者预后至关重要,可使长期生存率增加 3 倍。然而,一旦心律恶化到停搏,除颤治疗不太可能成功地将其转变为维持生命的心律。早期除颤是至关重要的,其可以降低心室颤动恶化为心脏停搏的可能性。团队/危机资源管理(CRM)(稍后讨论)已被证实可以缩短开始除颤的时间。

优化心脏停搏患者的复苏,需要医生获得并保持 ACLS 的知识和技能水平。如果没有每月使用模拟手册进行练习,知识和技能水平就会下降。在最初的训练后,知识和技能的自然退化导致在训练完成后的 6~12 个月,发生错误的概率增加了 4 倍以上。此外,60% 的医生无法实施令人满意的胸外按压和通气。以患者实际生存结局为参照,那些表现更好的团队拥有更多直接参与重症患者救治的成员,如重症护士和经常执行 ACLS 的人员。

气道管理

为患者提供通气对于抢救成功至关重要。使用带阀球囊面罩进行 PPV 是气道管理的主要方式。学习这项技能具有挑战性。据报道,困难面罩通气率高达 7.8%。此外,多达 29% 的接受心肺复苏术的死亡患者被发现有误吸的证据。

成功的球囊面罩通气由三个要素组成:面罩密封、开放气道和通气(图 2.1)。必须在不造成气道阻塞的情况下实现充分的密封。这就要求医生将患者下颌向上推向面罩,而不是将面罩向下压向面部。过度施加的向下压力往往会导致气道阻塞。如果通过上提下颌和仰头的方法开放气道后,通气仍不满意,则应放置口咽或鼻咽

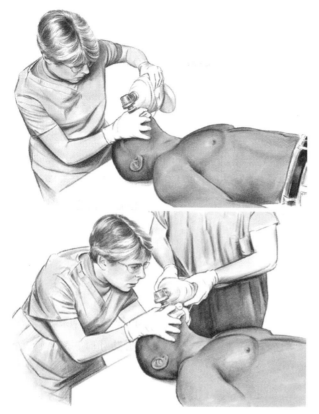

图 2.1　带阀呼吸球囊面罩通气(单人和双人)。(Adapted from:Circulation 2000:10;I-22-I-59,Suppl 1 Part 3:adult basic life support. https://doi.org/10.1161/circ.102. suppl_1.I-22)

通气道。双人带阀呼吸球囊面罩(BVM)通气优于单人 BVM 通气,应常规使用。

典型的门诊麻醉助理和工作人员除了使用用于 BLS 和 ACLS 训练的人体模型外,没有接受过任何气道训练。从专业角度,我们认为这种培训足以让他们掌握实施面罩通气的能力,但事实证明,尽管他们成功地完成了人体模型培训,但当其面对真正的患者时,应用球囊面罩通气的能力仍然不足。然而,持续的训练,如经过 1 个月专门麻醉气道管理轮转后,其实施面罩通气的成功率更高,接近 90%。

人体模型正变得越来越复杂。也许有一天,在人体模型上进行的困难气道管理培训可以完全复制从真实患者管理中获得的经验。然而,在现阶段,其并不能完全取而代之。

教学和学习模式

并非所有的教学或学习模式都是一样的。对一个门诊有效的模式可能对另一个门诊无效。然而,一些教学和学习模式已被证明是有益的,并对患者的预后有积极的影响。视频教学无论是作为主要的教学方式还是作为课堂教学的一个组成部分，都可以用来演示各种场景中正确和错误的处理方式。使用模拟的错误视频来进行辅助训练的好处是，可以减少或避免使用真实学员的错误视频。课前或课后使用模拟错误视频进行分析总结，并避免使用真实学员的错误视频，已被证明在知识和技能获取方面有相同程度的好处，并尽可能减少了对学员的各种不利心理影响。

传统的心肺复苏教学需要一名教员通过观察受训者演示通气和胸外按压来评估其心肺复苏技能。传统的评估通常只依赖于视觉评估，而没有定量测量。视觉观察是评估通气和胸外按压熟练程度的一种不准确的方法，使用此方法会使学员的初始技能水平不稳定，且其知识和技能水平会在训练后迅速下降。AHA 现在要求使用 CPR 人体模型进行培训，其可以提供实时的胸外按压反馈。反馈内容包括按压速度、按压深度、手的位置，并会提供胸外按压和通气的纠正建议。具有实时反馈的 CPR 人体模型已被证明可以提高学员的初始通气和胸外按压技能水平，并且可以更好地帮助保持心肺复苏技能。门诊应当制订医疗急救培训方案，其中应包括确保成员保持最佳的心肺复苏技能和知识，具有反馈的 CPR 人体模型可作为"复习"计划的一个组成部分，以维持技能和知识。具有反馈的 CPR 人体模型为团队中的独立成员提供了自我更新的手段。具有反馈的 CPR 人体模型可能在提高通气和胸外按压技能方面更高效，但如果没有教练的参与，没有加入模拟演习，其并不能提高团队在门诊医疗紧急事件处理方面的能力。

"总结汇报"是基于模拟的教育的一个关键组成部分。这是一个反思和反馈的阶段。学员可以在这个阶段识别出需要强化和（或）纠正的部分。反馈可以是同步的或"快速循环"的，其中反馈是即时的，并在事件发生期间同时提供。另一种类型的反馈被称为"终端"，其发生在练习完成之后。人们认为，终端反馈优于即时反馈，因为其允许学员制订策略来自主地识别和纠正错误。最重要的是，每个教学环节都需要汇报，允许学员将他们的经验融入有意义的学习中。根据团队的知识和技能，以及被指导或模拟的情况，不同的反馈方法可能适合不同的个人或团队。总之，无论是模拟还是临床情况，总结汇报都与高质量的 CPR 相关。

模拟

医学模拟是对真实事件进行人工再现的一种教学方法。其允许在不伤害患者的情况下，重复地训练如何处理高风险、低概率事件。模拟器可以是任务（例如，CPR

人体模型)或过程培训器。过程培训器可能是基于软件或临床的,学员可以沉浸在临床场景中。基于屏幕的模拟器使学员有机会实时参与基于屏幕的紧急情况的管理,这不仅可增强其知识储备,还可能提供对团队功能的深入了解。最高水平的培训是让学员沉浸在一个真实的临床场景中,可以用高保真度或低保真度的人体模型来完成。对低保真度模拟器可以进行气道管理,包括声门上气道放置和(或)插管,以及胸外按压,而高保真度模拟器提供了最真实的患者模拟,在该模拟中可以执行各种评估和任务,如听诊呼吸音、触诊脉搏、建立静脉注射通道、检查瞳孔。尽管高保真度和低保真度模拟器的拟真度存在差异,但已经证实学习结果的优劣取决于学员对场景的参与度,而不是模拟器的复杂性。

成功的门诊医疗应急管理需要一个有效的团队,BLS 和 ACLS 是其基础组成部分。有效的团队合作需要基于团队的指导,这就需要模拟训练。应创建一个最接近真实情形的模拟场景,这样的模拟训练是最佳的。除了知识和技能保持、设备和药物熟悉度外,模拟演习的目标还包括非技术技能,如领导能力、团队培训、工作人员授权、工作量分配、角色分配和闭环沟通。

团队指导对门诊医生和工作人员都是至关重要的。执业的年限不能代替参加模拟演习和仿真训练,也不一定与模拟演习中的医疗应急管理的表现挂钩。这反映了不良事件的罕见性,有些医生可能很幸运,从未真实地遇到过这样的情况。因此,重复参与模拟演习比临床经验更重要。模拟训练可以在现场(在门诊内)或在一个特殊的模拟培训中心进行。然而,并没有文献表明,现场或培训中心的模拟训练可以提高团队功能或改善患者的预后。现场培训包括由执业医师和工作人员组成的门诊团队,而模拟中心培训往往只涉及执业医师。现场培训还有可能针对门诊存在的具体问题[例如,设备的放置和(或)位置]。由于良好的表现依赖于重复训练和"模拟训练",购买一个具有气道管理和心肺复苏功能的低保真模拟器,可以让门诊成员常规且有效地依照医院安全规范进行模拟演练。

团队/危机资源管理

CRM 是一个过程。其强调闭环沟通、团队合作、团队协调、工作量分配、角色分配、员工授权、领导能力、决策能力、情境感知和绩效反馈。其在航空工业中经常被使用,并显著提高了安全性。

清晰的沟通可防止出现错误。闭环沟通包括一个团队成员向另一个成员做出直接和准确的陈述,接收者了解并确认对陈述信息做出完整和准确的理解。保证陈述的一致性,以确保收到陈述信息,并尽量减少对预期信息的任何误解或曲解。为了确保医生和工作人员之间进行简洁和精确的沟通,最好制订相应标准。在模拟训练中表现更好的组通常使用更多的闭环沟通。在实际的患者复苏中,闭环沟通也被证明可以提高任务完成效率。

在医疗应急管理过程中,团队成员之间开诚布公的沟通是非常重要的,其有助于情境感知。这对于患者管理是至关重要的,因为医生和团队必须不断地寻找、解释和优先进行信息排序。对医疗紧急情况的管理需要大量的认知努力。压力可能会进一步导致工作能力下降。临床思维狭窄可能会导致干预延迟或缺乏适当的干预措施。门诊医生往往缺乏医院快速反应团队中其他医生的支持。一个训练有素、有主观能动性且有表达欲的员工,可能会带来很大好处。如果门诊采用等级制度,减少工作人员的投入,就会在患者管理方面产生差距,因为工作人员会不愿说出自己在紧急事件发生期间的观察意见。其结果是信息的净丢失,这可能会对患者的预后产生负面影响。

一些研究发现,30%以上的医疗事故赔偿是由沟通不足造成的。将危机资源管理培训纳入医院系统,可以提高管理质量、节省成本。此外,危机资源管理被证实可以提升团队表现,改善决策、患者结局及团队满意度。

团队需要哪些成员?

大多数门诊缺乏接受过高级培训的支持人员,如护士、护理人员、呼吸治疗师或麻醉护士。因此,任何紧急程序预案都受到职员个人能胜任的操作的限制。大多数工作人员不能准备药物、给药或建立静脉注射通路。此外,虽然许多工作人员能够熟练地打开气道,但他们并不精通 BVM。CRM 已被证明可以优化医疗紧急情况的管理。就 CPR 而言,接受过 CRM 培训的团队领导,其识别不合格胸外按压的概率是未接受 CRM 培训同行的 5 倍。在一个有更多样化和更合格的支持人员的环境中,上级医生甚至可以只观察和指导复苏,而不需要成为主要复苏者。当前,在大多数门诊,这些好处无法完全实现。

我们该怎么做?

麻醉是门诊手术的一个关键部分。患者的期望是,外科医生能提供安全的常规治疗,如果发生了不良事件,他们有能力高效地进行适当干预。我们从上述数据中学到了什么，又该如何应用其来满足患者的期望？

大多数医生认为，他们提供了最佳的治疗，他们在门诊可以处理医疗和麻醉紧急情况。然而，研究表明，即使是我们的麻醉科同事，在开始行动时也经常发生重大错误、遗漏和延迟。建议门诊医生及工作人员应考虑以下因素，以优化他们的知识、技能并改善患者的预后。

- 门诊医生必须经常完成 ACLS，不少于每两年一次。
- 门诊的所有工作人员必须频繁且不少于每两年完成 BLS，使用门诊内、低保真度或高保真度的人体模型，为每位团队成员提供客观的评估。
- 建立一个有凝聚力的门诊团队，使用 CRM 原则每月进行模拟训练。

（刘竞 译）

推荐阅读

1. Ansquer R, Mesnier T, Farampour F, Oriot D, Ghazali DA. Long-term retention assessment after simulation-based-training of pediatric procedural skills among adult emergency physicians: a multicenter observational study. BMC Med Educ. 2019;19:348.
2. ECC Committee, Subcommittee and Task Forces of the American Heart Association. 2005 American Heart Association Guidelines for Cardiopulmonary Resuscitation and Emergency Cardiovascular Care, Part 7.1 Adjuncts for Airway Control and Ventilation. Circulation. 2005;112(Suppl IV):51–6.
3. Fernandez Castelao E, Boos M, Ringer C, Eich C, Russo SG. Effect of CRM team leader training on team performance and leadership behavior in simulated cardiac arrest scenarios: a prospective, randomized, controlled study. BMC Med Educ. 2015;15:116.
4. El-Shafy IA, Delgado J, Akerman M, Bullaro F, Christopherson NAM, Prince JM. Closed-loop communication improves task completion in pediatric trauma resuscitation. J Surg Educ. 2018;75:58–64.
5. Eshel R, Wacht O, Schwartz D. Real-time audiovisual feedback training improves cardiopulmonary resuscitation performance: a controlled study. Simul Healthc. 2019;14:359–65.
6. Gurnakova J, Gropel P. Prior participation in simulation events is associated with insimulation team performance among emergency medical services professionals. Simul Healthc. 2019;14:235–40.
7. Haffner L, Mahling M, Muench A, et al. Improved recognition of ineffective chest compressions after a brief Crew Resource Management (CRM) training: a prospective, randomised simulation study. BMC Emerg Med. 2017;17:7.
8. Hansen C, Bang C, Staerk M, Krogh K, Lofgren B. Certified basic life support instructors identify improper cardiopulmonary resuscitation skills poorly: instructor assessments versus resuscitation manikin data. Simul Healthc. 2019;14:281–6.
9. Hillman DR, Platt PR, Eastwood PR. The upper airway during anaesthesia. Br J Anaesth. 2003;91:31–9.
10. Mitchell OJL, Lehr A, Lo M, et al. Development and evaluation of a cognitive aid booklet for use in rapid response scenarios. Simul Healthc. 2019;14:217–22.
11. Moffatt-Bruce SD, Hefner JL, Mekhjian H, et al. What is the return on investment for implementation of a crew resource management program at an Academic Medical Center? Am J Med Qual. 2019;34:502–8.

12. Verbeek-van Noord I, de Bruijne MC, Twisk JW, van Dyck C, Wagner C. More explicit communication after classroom-based crew resource management training: results of a pragmatic trial. J Eval Clin Pract. 2015;21:137–44.
13. Jarman AF, Hopkins CL, Hansen JN, Brown JR, Burk C, Youngquist ST. Advanced airway type and its association with chest compression interruptions during out-of-hospital cardiac arrest resuscitation attempts. Prehosp Emerg Care. 2017;21:628–35.
14. Niles DE, Nishisaki A, Sutton RM, et al. Improved retention of chest compression psychomotor skills with brief "rolling refresher" training. Simul Healthc. 2017;12:213–9.
15. O'Leary F, Pegiazoglou I, McGarvey K, Novakov R, Wolfsberger I, Peat J. Realism in paediatric emergency simulations: a prospective comparison of in situ, low fidelity and centre-based, high fidelity scenarios. Emerg Med Australas. 2018;30:81–8.
16. Pande S, Pande S, Parate V, Pande S, Sukhsohale N. Evaluation of retention of knowledge and skills imparted to first-year medical students through basic life support training. Adv Physiol Educ. 2014;38:42–5.
17. Reed T, Pirotte M, McHugh M, et al. Simulation-based mastery learning improves medical student performance and retention of core clinical skills. Simul Healthc. 2016;11:173–80.
18. Saad R, Sampaio Favarato MH, Ferreira de Paiva E, do Patrocinio Tenorio Nunes M. Medical student skill retention after cardiopulmonary resuscitation training: a cross-sectional simulation study. Simul Healthc. 2019;14:351–8.
19. Saravana-Bawan BB, Fulton C, Riley B, et al. Evaluating best methods for crisis resource management education: didactic teaching or noncontextual active learning. Simul Healthc. 2019;14:366–71.
20. Soleimanpour H, Gholipouri C, Panahi JR, et al. Role of anesthesiology curriculum in improving bag-mask ventilation and intubation success rates of emergency medicine residents: a prospective descriptive study. BMC Emerg Med. 2011;11:8.
21. Uzun L, Ugur MB, Altunkaya H, Ozer Y, Ozkocak I, Demirel CB. Effectiveness of the jaw-thrust maneuver in opening the airway: a flexible fiberoptic endoscopic study. ORL J Otorhinolaryngol Relat Spec. 2005;67:39–44.
22. Walshe NC, Crowley CM, O'Brien S, Browne JP, Hegarty JM. Educational interventions to enhance situation awareness: a systematic review and meta-analysis. Simul Healthc. 2019;14:398–408.
23. Weinger MB, Banerjee A, Burden AR, et al. Simulation-based assessment of the management of critical events by board-certified anesthesiologists. Anesthesiology. 2017;127:475–89.
24. Yang CW, Yen ZS, McGowan JE, et al. A systematic review of retention of adult advanced life support knowledge and skills in healthcare providers. Resuscitation. 2012;83:1055–60.
25. Yildiz TS, Solak M, Toker K. The incidence and risk factors of difficult mask ventilation. J Anesth. 2005;19:7–11.
26. Zhou XL, Wang J, Jin XQ, Zhao Y, Liu RL, Jiang C. Quality retention of chest compression after repetitive practices with or without feedback devices: a randomized manikin study. Am J Emerg Med. 2020;38:73–8.

第 3 章

喉痉挛

Jeffrey A. Elo

引言

对门诊医生而言,保障门诊患者的麻醉安全是极其重要的。门诊的麻醉安全记录对于门诊麻醉而言有特殊的示范性意义。与门诊麻醉相关的紧急情况很少发生,但并不罕见。如果医生对紧急情况的反应稍有迟疑,可能造成严重并发症,甚至死亡。为了防治并发症,门诊麻醉团队必须经过良好的培训,并充分进行不良事件处置演练。门诊麻醉安全的基础包括病史采集、进行适当的重点体格检查和气道评估,以及为门诊选择适当的患者。所有工作人员遵循标准的工作流程,手术室配置必要设备,以及紧急抢救药物储备,这些都有助于保障门诊治疗的安全性。门诊麻醉相关的紧急情况可导致严重伤害甚至死亡。在这些不幸的罕见事件中,常见的是不能正确保护气道,进而迅速出现低氧血症。

导致气道梗阻和低氧血症最常见的原因是喉痉挛。喉痉挛是指声带的持续反射性闭合。其是一种过度的闭合保护反应或声门肌肉痉挛,可以防止异物(如血液、唾液、冲洗液、呕吐物和牙齿)进入喉部、气管和肺部。如果没有及时正确地处理,会导致一系列严重的并发症,包括缺氧、心动过缓、肺误吸、阻塞性肺水肿、心脏停搏、心律失常和死亡。心律失常可由缺氧、高碳酸血症、使用琥珀胆碱或上述原因联合引起。长时间的气道不通畅引起缺氧和高碳酸血症,进而导致心律显著变化。当处理喉痉挛时,必须尽快使患者的呼吸模式恢复正常,并监测心电图(ECG)是否有任何心律失常。

对于清醒、未镇静的患者,当唾液或冲洗液等异物刺激口咽或喉咽时,患者能够自主吞咽或咳嗽,从而清洁声带。此外,当未进行镇静而发生喉内肌肉痉挛时,患者可以通过自身的呼吸驱动来克服。然而,对于中度或深度镇静的患者,声带区域的异物会诱发喉痉挛,并且需要治疗。

喉痉挛可发生在麻醉期间的任何时候,但在门诊,最常见原因是麻醉深度不够(第二阶段)或浅麻醉下的疼痛刺激。喉痉挛可能累及喉部肌肉和真假声带(图 3.1)。

大多数喉部反射是通过刺激喉上神经内支的传入纤维而产生的。这些反射(见图 3.1)能调节喉部肌肉收缩,因此在吞咽时能保护气道。喉痉挛的典型体征和症状是伴随有通气障碍的呼吸困难。喉痉挛可以是部分的或完全的。部分痉挛会引起高调的"喉鸣"声。完全痉挛则是没有声音的,因为声门完全关闭,没有空气可以通过,不会产生声音。存在这种反射会导致呼吸障碍。在这种情况下,会发生上呼吸道突然阻塞。对于门诊麻醉患者而言,喉痉挛一个令人担忧的特征是,即使解除了喉痉挛的诱因,气道关闭仍可能持续存在。

预防

喉痉挛一般可采用以下预防措施来避免。

- 正确摆放头部位置。适当的头部位置应满足以下条件:最大限度开放气道,最佳的手术视野,提高手术助手的能见度,以有效管理唾液、血液和冲洗液;

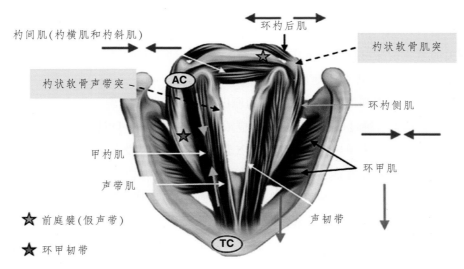

图 3.1　控制声带的喉部肌肉。TC,甲状软骨;AC,杓状软骨。(Adapted from Singh R. Production and perception of voice. In:Profling humans from their voice. Singapore:Springer;2019)

如果发生紧急情况,这是处理紧急情况的最佳途径。

- 正确放置咽部填塞物(例如,海绵、纱布包)。避免异物后移,吸收多余的液体和唾液。

- 尽量减少冲洗。外科医生和助手以适当的姿势站在手术台周围,以便最大限度地让助手看到手术部位,根据需要进行适当的冲洗与吸引,以便更好地帮助外科医生,并减少冲洗液过多的风险。

- 尽量减少出血。在手术部位和周围区域尽量有效地使用含有血管收缩剂的局部麻醉药,有助于减少术中出血,从而减少流动的血液对喉部的刺激。

- 良好的吸引。能有效地排出血液、唾液、冲洗液和异物(如牙齿碎片等),有助于防止其对声带区域的刺激。

- 麻醉深度。当患者处于中度镇静状态(麻醉第 2 阶段)时更容易发生喉痉挛;在更浅的麻醉深度(第 1 阶段),患者保持所有的保护性反射,可吞咽或咳嗽;而在较深的麻醉深度(第 3 阶段),保护性反射将减弱。

患者的筛选对于减少喉痉挛的风险是很重要的。慢性支气管炎患者和喉部肿胀的患者(最有可能是吸烟者)可能容易出现喉痉挛。对于此类患者,应考虑采取轻中度镇静技术辅以局部麻醉。

无论一个医生安全地实施了多少次麻醉,发生意外的风险都是潜在的。临床医生所犯的一些最常见的错误包括:

- 患者监测不足。

- 延迟干预。

- 无法对患者进行通气。

- 判断力差。

- 缺乏准备。

门诊护理标准规定,对所有接受深度镇静/全身麻醉的患者都应使用以下监测措施:

- 呼气末二氧化碳($ETCO_2$)/二氧化碳图。

- 心前区/气管前区听诊器听诊呼吸音。

- 用于连续监测心率/心律的 ECG。

- 脉搏血氧仪。

- 定期间断监测无创血压。

无论监测设备如何改进,门诊麻醉团队的职责依然是及时、准确地解读监测器结果,确保做出正确的诊断并给予患者适当的干预治疗。小组成员处理每个病例前,必须核实并确保所有可能使用的必要的应急设备处于正常运转状态,如果需要使用,其必须是随时可用的。

困难气道的标准不能简单用已发表的文献来定义。无论如何,被广泛接受的解释困难气道术语的临床情景如下:一位训练有素的麻醉医生遇到上呼吸道面罩通气困难、气管插管困难,或两者兼有的情况。这是患者因素(如巨舌、面部毛发和小下颌)、临床环境和麻醉医生的个人技能等综合因素共同作用的结果。困难气道可能表现为声门上通气工具置入困难,需要多次尝试,也可能表现为喉镜暴露困难,无法看见声门。对于门诊医生来说,处理困难气道的流程如图 3.2 所示。

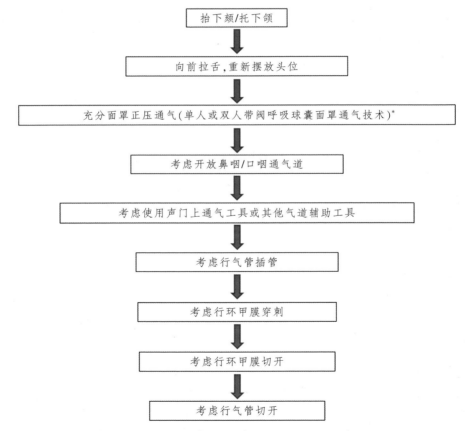

图 3.2 处理困难气道的流程图。* 研究表明,与单人技术相比,双人带阀门呼吸球囊面罩辅助通气能提供更大的平均潮气量和峰值压力。

气道检查

在麻醉实施之前,除了进行全面的病史采集外,还应进行彻底的气道病史采集和体格检查,以帮助预测在气道管理中可能存在的一些潜在困难。遗憾的是,没有一种单一的测试或结果可以预测简单或困难气道;然而,结合病史和体格检查数据,麻醉医生可以发现在紧急气道管理中可能存在的一些潜在线索。大多数门诊医生赞同为 ASA Ⅰ 级和 ASA Ⅱ 级患者提供中度–深度镇静的观点,甚至可能为一些 ASA Ⅲ 级患者提供轻度镇静(表 3.1)。

表 3.1 ASA 身体状况分级系统

ASA 身体状况分级	定义	以成人为例,包括但不限于
ASA Ⅰ 级	正常健康患者	健康,不吸烟,不饮酒或少量饮酒
ASA Ⅱ 级	患有轻度系统性疾病	只有轻度疾病,没有实质性的功能限制。例如,包括(但不限于):当前吸烟、非依赖性饮酒、妊娠、肥胖($30kg/m^2 < BMI < 40kg/m^2$)、控制良好的 DM/HTN、轻度肺部疾病
ASA Ⅲ 级	患有严重系统性疾病	实质性的功能受限;一种或多种中度至重度疾病。例如,包括(但不限于):控制不良的糖尿病或高血压、COPD、病态肥胖($BMI \geq 40kg/m^2$)、活动性肝炎、乙醇依赖或滥用、植入起搏器、射血分数轻度降低、ESRD 定期透析、早产,PCA<60 周,有 MI、CVA、TIA 或 CAD/支架病史(>3 个月)
ASA Ⅳ 级	患有危及生命的严重系统性疾病	包括(但不限于):最近(<3 个月)发生 MI、CVA、TIA 或 CAD/支架、持续心脏缺血或严重瓣膜功能障碍、射血分数严重降低、脓血症、DIC、ARD 或 ESRD 不定期透析
ASA Ⅴ 级	濒死患者,若不手术没有机会存活	包括(但不限于):腹/胸主动脉瘤破裂、巨大创伤、严重颅内出血、严重心脏疾病导致的肠道缺血或多器官/系统功能障碍
ASA Ⅵ 级	已被宣布脑死亡的患者,正摘除器官以捐献	

急诊的定义是若延迟治疗,会导致对生命或身体的威胁显著增加。

COPD,慢性阻塞性肺疾病;ESRD,终末期肾病;PCA,前列腺癌;CVA,咳嗽变异性哮喘;TIA,短暂性脑缺血发作;CAD,冠状动脉硬化性疾病;DIC,弥散性血管内凝血;ARD,急性呼吸窘迫综合征。

　　虽然患者的 ASA 身体状况分级是一个预测围术期麻醉风险的重要评估指标，但其并不能预测困难气道。气道检查通常采用马兰帕蒂分级法（图 3.3）。

　　马兰帕蒂分级法常被用于预测气管插管的难易程度，还可以用来预测患者是否有可疑阻塞性睡眠呼吸暂停。然而，其并不能 100% 地预测这两种情况。为了正确进行检查，患者应保持直立坐位，头部中立，并张嘴伸舌。然后，麻醉医生会观察患者咽喉后部，辨别哪些结构清晰可见。马兰帕蒂Ⅲ级或Ⅳ级通常表明该患者很可能有阻塞性睡眠呼吸暂停，更容易出现困难气道。门诊医生应该暂缓这些患者的手术安排，因为此类患者一旦出现紧急气道情况，将会非常难以管理。如果门诊麻醉团队对马兰帕蒂Ⅲ级或Ⅳ级患者进行镇静，麻醉前评估应特别注意面罩通气的能力（例如，蓄长胡须的患者可能存在面罩密封不良的问题）、放置声门上气道工具的能力，以及建立手术气道的可行性。对于这类患者，考虑使用更轻度的镇静结合充分局部麻醉可能是一个更明智的计划。在行气道操作前，医生需要考虑以上所有问题，才能在遇到困难时游刃有余。

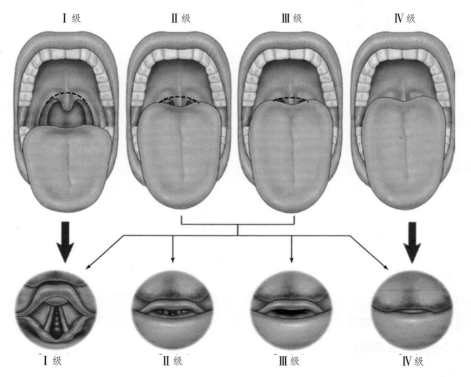

图 3.3　气道马兰帕蒂分级。(Adapted from：Fernandez MW，Beattie LK. Assessment of the difficult airway. In：Ganti L，editor. Atlas of emergency medicine procedures. New York：Springer；2016. p. 89–92)

识别

在任何门诊镇静期间,门诊麻醉团队必须时刻保持警惕,并密切关注患者的症状和生命体征。门诊麻醉团队中的每个成员都是很重要的。所有成员必须协同作战,相互沟通,并专注于自身的任务,时刻保证患者的安全。喉痉挛可发生在麻醉期间的任何时刻,但对于门诊镇静患者,喉痉挛最常见的原因是麻醉深度较浅(第 2 阶段)或患者在浅麻醉下出现疼痛刺激。由于麻醉的阶段和深度是连续的,麻醉团队必须清楚知道使用什么药物及何时使用。通过掌握这些信息及每种药物预期半衰期和峰值效应时间,结合对患者的持续监测,门诊麻醉团队就能够预测使用镇静剂的患者何时可能发生喉痉挛。同时,团队应该时刻注意保护气道和吸净多余的液体、唾液、血液或组织碎片,并将纱布包放在操作过的每一个伤口部位,以确保细致的止血。

喉痉挛的典型体征和症状是呼吸费力(胸骨上凹陷/反常用力呼吸),并伴随空气交换困难。门诊麻醉团队中有一名成员通过气管前或心前听诊器判断患者呼吸,能早期发现哮鸣音或呼吸音消失。与呼吸声音消失相对应的是监护仪上的二氧化碳图形变得低平,体格检查时没有胸廓起伏。由于脉搏血氧仪有时间延迟,SpO_2 下降可能不会在 30~45 秒内出现,这使得这种监测模式不那么有效。

喉痉挛类似于清醒的人饮水时,液体"进入了错误的管道",引起剧烈的咳嗽;当患者因镇静而失去即时咳嗽反射后,呼吸不足导致不能将异物排出。在这种情况下,上呼吸道将会发生阻塞。对于门诊麻醉患者来说,喉痉挛一个令人担忧的特征是,即使解除了喉痉挛的诱因,气道关闭仍可能持续存在。

管理

如果发生喉痉挛,快速诊断和启动正确的管理方案有助于减少不良后果。成功处置门诊发生的并发症或紧急情况取决于诊室工作人员的工作能力。医疗紧急情况都是如此,其可能随时发生在每个人身上,每天都会发生,且严重程度有很大不同。紧急情况往往发生得猝不及防,并给整个门诊麻醉团队带来巨大压力。充分的准备和实战练习是更好地管理医疗紧急情况的关键。

对于所有的并发症,都应按照一个基本的流程、以一种有组织的方式进行处理。对喉痉挛也是如此,需要采取一种谨慎且有条理的处理方法(表 3.2)。

表3.2　喉痉挛的诊断和处理方法

喉痉挛

病理生理学
- 喉部痉挛是一种保护性反射，可以防止异物(如血液、唾液、牙齿碎片)进入喉部、气管和肺部
- 喉痉挛发生时，声带紧闭，无意中阻止了含氧空气进入气管支气管树通道

诊断
- 早期表现：呼吸费力、气体交换减少(屏息)、胸骨上凹陷/反常用力呼吸；闻及早期"喉鸣"(部分喉痉挛可听到)
- 喉部完全痉挛，听不见任何声音

体位
- 半卧位或仰卧位
- 也要有将患者置于特伦德伦伯体位的准备

处理
- 识别紧急情况
- 去除患者口腔中不必要的异物
- 填塞手术部位，防止出血进入下咽部
- 用扁桃体吸引器抽吸口咽、下咽和鼻咽
  - 清除口腔内所有血液、唾液和异物
- 将患者置于仰卧位或半仰卧位
- 尝试通过头部偏斜、抬高下颌、托起下颌的方法或伸舌来改善患者气道
- 按压患者胸部，用耳朵靠近患者的嘴听气流声
  - 如果听到明显的气流呼出，表明气道已开放，痉挛可能已经解除
- 如果没有听到明显的呼出气流
  - 首先应尝试通过100%纯氧面罩正压通气机械解除喉痉挛。可使用口腔或鼻咽气道帮助实施正压通气
- 琥珀胆碱
  - 立即静脉注射琥珀胆碱(0.2mg/kg IV 或 1.0mg/kg IM)，并通过正压通气给予氧气。对于完全性喉痉挛，可能需要更大的剂量(0.4mg/kg IV)
- 罗库溴铵
  - 静脉注射罗库溴铵(0.1~0.2mg/kg)
  - 由于神经肌肉阻滞延长，可能需要通气15~20分钟
  - 如果有舒更葡糖，给予 16mg/kg 静脉注射，可在约 1.5 分钟内拮抗肌松作用(或者给予 4mg/kg IV，可在 3 分钟内逆转)
- 如果喉痉挛持续存在，请考虑行喉镜检查和插管
  - 给予琥珀胆碱插管剂量(1.0~1.5mg/kg IV 或 4mg/kg IM)
  - 琥珀胆碱的替代剂：罗库溴铵(1.0mg/kg IV)
  - 当对患儿重复使用琥珀胆碱时，可考虑使用阿托品，以防止心动过缓
- 气管插管和气道保护
- 如果不能插管，可考虑行环甲膜切开/气管切开
- 考虑启动急救医疗服务系统(EMS)

IV，静脉注射；IM，肌内注射。

用药注意事项

琥珀胆碱可提高血钾浓度,高钾血症可导致心律失常,如严重的心动过缓,甚至心脏停搏。当给予琥珀胆碱时,必须仔细监测心率。琥珀胆碱也可能是恶性高热(MH)的诱发剂。即使在紧急情况下使用,也必须警惕这一严重事件的症状。此外,声门关闭时用力呼吸可能继发负压肺水肿。

作为琥珀胆碱的替代,可静脉使用罗库溴铵(0.6~1.2mg/kg 静脉注射)。起效时间为 1~2 分钟。其作用时间(20~60 分钟)比琥珀胆碱要长得多。如果使用,门诊麻醉团队必须准备好让患者长时间通气,直到其自主呼吸恢复。罗库溴铵可以用舒更葡糖快速逆转。逆转所需的剂量为 16mg/kg 静脉推注,该剂量的成本为 500~700 美元。

拉尔森手法

拉尔森手法是 40 多年前由瓜达尼描述的一种技术,后来被拉尔森采用。这是一种双侧手法,包括在下颌突后侧和乳突之间的茎突水平上对乳突施加压力。施加压力引起的疼痛被认为会终止喉痉挛。但患者对这一手法的反应是不可预测的,因为只有有限的证据支持(图 3.4)。

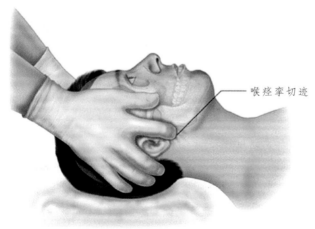

喉痉挛切迹

图 3.4 拉尔森手法。(Adapted from: Larson CP, Jaffe RA. Laryngospasm: the silent menace. In: Practical anesthetic management. Cham: Springer; 2017)

(晋兆琴 译)

推荐阅读

1. Hernandez-Cortez E. Update on the management of laryngospasm. J Anesth Crit Care Open Access. 2019;8(2):1–6.
2. Committee on Standards and Practice Parameters, Apfelbaum JL, Hagberg CA, Caplan RA, Blitt CD, et al. Practice guidelines for management of the difficult airway: an updated report by the American Society of Anesthesiologists task force on management of the difficult airway. Anesthesiology. 2013;118(2):251–70.
3. American Association of Oral and Maxillofacial Surgeons. Appendix 3: protocols for emergencies. In: AAOMS, editor. AAOMS office anesthesia evaluation manual. 9th ed. Rosemont: AAOMS; 2019. p. 109–10.
4. Davidovic L, LaCovey D, Pitetti RD. Comparison of 1- versus 2-person bag-valve-mask techniques for manikin ventilation of infants and children. Ann Emerg Med. 2005;46:37–42.
5. American Society of Anesthesiologists House of Delegates/Executive Committee. ASA physical status classification system (Approved by the ASA House of Delegates on October 15, 2014, and last amended on October 23, 2019); 2019. https://www.asahq.org/standards-and-guidelines/asa-physical-status-classification-system. Accessed 15 Dec 2019.
6. Hurwitz EE, Simon M, Vinta SR, et al. Adding examples to the ASA-physical status classification improves correct assignment to patients. Anesthesiology. 2017;126:614–22.
7. Mayhew D, Mendonca V, Murthy BVS. A review of ASA physical status - historical perspectives and modern developments. Anaesthesia. 2019;74:373–9.
8. Fernandez MW, Beattie LK. Assessment of the difficult airway. In: Ganti L, editor. Atlas of emergency medicine procedures. New York: Springer; 2016. p. 89–92.
9. Wilson W. Difficult intubation. In: Atlee J, editor. Complications in anesthesia. Philadelphia: WB Saunders; 1999. p. 138–47.
10. Lee A, Fan LT, Gin T, Karmakar MK, Ngan Kee WD. A systematic review (meta-analysis) of the accuracy of the Mallampati tests to predict the difficult airway. Anesth Analg. 2006;102:1867–78.
11. American Association of Oral and Maxillofacial Surgeons. Complications and emergencies. In: AAOMS, editor. AAOMS office anesthesia evaluation manual. 9th ed. Rosemont: AAOMS; 2019. p. 88–9.
12. King BJ, Elo JA, Herford AS. Management of medical emergencies. In: Elo JA, Herford AS, editors. Oral surgery for dental students: a quick reference guide. New York: Thieme; 2019. p. 212–31.
13. Larson CP, Jaffe RA. Laryngospasm: the silent menace. In: Practical anesthetic management. Cham: Springer; 2017.

第 4 章

误吸

Vincent J. Perciaccante

引言

误吸是指吸入液体或固体颗粒物进入肺部。这种情况可能发生在喉部保护性反射功能受损的患者中,如由各种麻醉方法引起的胃内容物反流或呕吐。除了胃内容物吸入的风险外,对于门诊常规镇静和保持自主呼吸的全身麻醉技术,还存在吸入手术过程中产生的异物,如血液、唾液和灌洗液的额外风险。麻醉期间的误吸可能与不同程度的发病率,甚至死亡率有关。误吸后肺组织损伤的不良后遗症会根据吸入物的量、pH 值和颗粒物质的存在而有所不同。肺损伤分两个阶段发生:第一阶段是吸入物的酸性直接破坏肺上皮细胞;第二阶段是 2~6 小时后发生的急性炎症反应。吸入颗粒物还可能阻塞部分气管支气管树。吸入性肺部炎症是由非感染性物质引起的急性炎症反应,而吸入性肺部感染则是由吸入病原体引起的实质性炎症反应。对于择期全身麻醉患者,围术期肺误吸的发生率为 1/10 000~1/3000。对于保留自主呼吸的常规门诊手术麻醉而言,存在一些增加或减少误吸的因素。可能增加误吸风险的因素包括:开放的气道,在口腔进行的操作产生冲洗液、血液、唾液等,以及手术过程中的不同麻醉深度。可能降低误吸风险的因素包括患者头高足低的体位和部分保留患者的保护性反射。

误吸的危险因素有急诊手术、饱胃、胃食管反流病(GERD)、老年患者、儿童患者、糖尿病、肥胖、妊娠、食管裂孔疝和使用阿片类药物。这些因素造成风险增加的主要原因是其对胃排空时间有影响。

预防

对误吸的预防主要为预防事件发生,以及通过改变胃液 pH 值来降低潜在的高风险。ASA 目前推荐以下禁食(NPO)指南(表 4.1)。

对于术前使用 H_2 受体拮抗剂和质子泵抑制剂降低误吸高危患者胃容量和增加 pH 值的益处存在一些争议。如果要使用这些药物,为了达到预期效果,需要在手术前 1 小时给药。ASA 目前不推荐常规使用。柠檬酸或柠檬酸钠的非颗粒缓冲盐也可以在手术前直接使用,以增加误吸高风险患者的胃酸 pH 值。

许多预防误吸的建议与气道操作及插管方法有关。这些方法包括快速顺序诱导插管和使用环状软骨加压。在气道操作和喉镜检查前,建议实施足够深度的麻醉,尽管这种方法不常用于门诊患者的口腔颌面手术麻醉。利用口咽屏障也可以降低牙齿、植入物、器械和冲洗液异物被误吸的风险。可以用折叠纱布作为屏障,更有效的是吸水海绵 (图 4.1)。还应该在植入螺丝刀等小器械上使用一个简单的系绳(如牙线),以防脱落(图 4.2)。

表 4.1　禁食建议

摄入食物	最短禁食时间(小时)
清流质	2
母乳	4
婴儿配方奶粉	6
牛奶等液体乳制品	6
易消化的食物	6
难以消化的食物	8

识别

误吸可能没有任何症状。通常,对于镇静的门诊手术患者,由于保留了部分喉反射,误吸的第一个表现是咳嗽。这可能会导致喉痉挛(在本书其他章节介绍)。典型的误吸临床症状包括喘鸣、心动过速、呼吸困难、$ETCO_2$ 降低、缺氧、支气管痉挛、啰音或颗粒物误吸、阻塞气道。

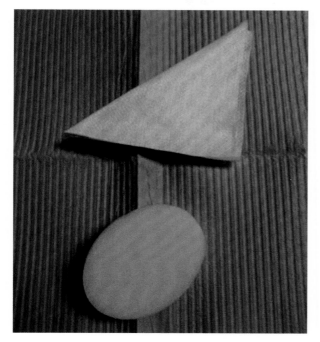

图 4.1　吸水海绵。

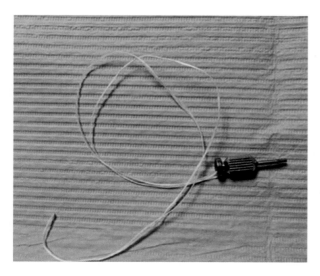

图 4.2　牙线和器械。

管理

对于气道开放且已经发生误吸的患者,应取头低足高位。伤口使用带系带的纱布包扎。这些"小物品"是提前准备好的,并全程保存在无菌包中(图 4.3)。应吸引口

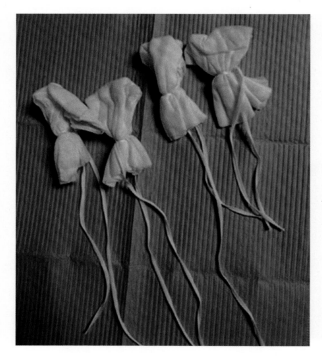

图4.3　带系带的纱布。

咽并清除所有异物，同时将患者头部偏向右侧。患者应通过面罩获得100%的氧气。对氧合不良的患者应插管，并立即进行气管吸引，然后给予100%纯氧通气。由于接触酸性物质会立即损害呼吸道上皮细胞，不建议进行肺灌洗。酸性浆液对呼吸道上皮的损害是瞬时的，灌洗不能防止或逆转这种损伤。此外，颗粒物可能被冲洗到更深的部位。治疗措施主要是对症支持治疗。类固醇曾被建议使用，但其因为没有被证实能改善预后而不被推荐。在没有吸入污染物的情况下，不建议常规使用抗生素。即使在稳定期，此类患者的病情也会发生恶化，故需转移患者进行观察并继续支持治疗。

（卢莹　译）

推荐阅读

1. Apfelbaum JL, Agarkar M, Connis RT, Cote CJ, Nickinovich DG, Warner MA. Practice guidelines for preoperative fasting and the use of pharmacologic agents to reduce the risk of pulmonary aspiration: application to healthy patients undergoing elective procedures. Anesthesiology. 2017;126:376–93.
2. Apfel CC, Roewer N. Ways to prevent and treat pulmonary aspiration of gastric contents. Curr Opin Anaesthesiol. 2005;18:157–62.

 3. Asai T. Editorial II: who is at increased risk of pulmonary aspiration? Br J Anaesth. 2004;93:497–500.
 4. Beach ML, Cohen DM, Gallagher SM, Cravero JP. Major adverse events and relationship to nil per Os status in pediatric sedation/anesthesia outside the operating room: a report of the pediatric sedation research consortium. Anesthesiology. 2016;124:80–8.
 5. Cook TM, Woodall N, Frerk C, Fourth National Audit P. Major complications of airway management in the UK: results of the Fourth National Audit Project of the Royal College of Anaesthetists and the Difficult Airway Society. Part 1: anaesthesia. Br J Anaesth. 2011;106:617–31.
 6. Gesek DJ Jr. Respiratory anesthetic emergencies in oral and maxillofacial surgery. Oral Maxillofac Surg Clin North Am. 2013;25:479–86, vii.
 7. Hewson DW, Moppett I. Preoperative fasting and prevention of pulmonary aspiration in adults: research feast, quality improvement famine. Br J Anaesth. 2020;124:361–3.
 8. Hirota K, Yamakage M, Hashimoto S, Asai T, Isono S. Perioperative respiratory complications: current evidence and strategy discussed in 2017 JA symposium. J Anesth. 2018;32:132–6.
 9. Janda M, Scheeren TW, Noldge-Schomburg GF. Management of pulmonary aspiration. Best Pract Res Clin Anaesthesiol. 2006;20:409–27.
10. Kelly CJ, Walker RW. Perioperative pulmonary aspiration is infrequent and low risk in pediatric anesthetic practice. Paediatr Anaesth. 2015;25:36–43.
11. Morrison CE, Ritchie-McLean S, Jha A, Mythen M. Two hours too long: time to review fasting guidelines for clear fluids. Br J Anaesth. 2020;124:363–6.
12. Robert RC, Liu S, Patel C, Gonzalez ML. Advancements in office-based anesthesia in oral and maxillofacial surgery. Atlas Oral Maxillofac Surg Clin North Am. 2013;21:139–65.
13. Sakai T, Planinsic RM, Quinlan JJ, Handley LJ, Kim TY, Hilmi IA. The incidence and outcome of perioperative pulmonary aspiration in a university hospital: a 4-year retrospective analysis. Anesth Analg. 2006;103:941–7.
14. Warner MA, Warner ME, Weber JG. Clinical significance of pulmonary aspiration during the perioperative period. Anesthesiology. 1993;78:56–62.
15. Watson CB. Respiratory complications associated with anesthesia. Anesthesiol Clin North Am. 2002;20:513–37.
16. Kalinowski CP, Kirsch JR. Strategies for prophylaxis and treatment for aspiration. Best Pract Res Clin Anaesthesiol. 2004;18:719–37.
17. An Updated Report by the American Society of Anesthesiologists Task Force on Preoperative Fasting and the Use of Pharmacologic Agents to Reduce the Risk of Pulmonary Aspiration. Practice guidelines for preoperative fasting and the use of pharmacologic agents to reduce the risk of pulmonary aspiration: application to healthy patients undergoing elective procedures. Anesthesiology. 2017;126:376–93.

哮喘

Jeffrey A. Elo，Marissa R. Shams

引言

  不同年龄段的哮喘患者通常由门诊医生在静脉镇静/麻醉下进行外科治疗。全面了解疾病进程是正确治疗哮喘患者的前提。如果医生缺乏对疾病进程基本知识的了解，或者未能认识到哮喘患者的呼吸/气道损害和支气管痉挛的可能性，他们可能会遇到麻烦。

  支气管哮喘是一种慢性疾病，其特征是炎症和气管支气管树对各种刺激的反应性增加（高反应性），导致不同程度的气道阻塞和收缩。这种收缩随后会引起气喘、呼吸困难、胸闷、咳嗽和气促。症状的严重程度可从轻微到危及生命不等。对于狭窄的气道，须紧急给予吸入性支气管扩张剂和全身糖皮质激素治疗，以缓解炎症反应。这通常会在几分钟到几小时内得到改善，但偶尔病情恶化会持续几天。

  哮喘的特征是气道平滑肌痉挛性收缩，当哮喘严重发作时，支气管黏膜产生异常黏稠的黏液，累积在支气管树中的黏液将气管堵塞。这会导致呼吸急促、咳嗽、喘息和胸闷。根据美国疾病控制与预防中心（CDC）的数据，美国大约有 2500 万人患有哮喘，占美国成年人的 7.7%，占美国儿童的 8.4%。哮喘在城市地区更为常见，被描述为儿童时期最常见的慢性疾病。世界卫生组织（WHO）估计全球有 2.35 亿人患有哮喘。持续或未控制的哮喘患者由于支气管痉挛和低氧血症的可能，围术期发病率和死亡率增加。术前识别和优化哮喘患者是预防危害的关键因素。

临床表现

  哮喘的临床表现包括典型的三联征：喘息、咳嗽和呼吸困难。其他体征和症状包括胸部不适、胸闷和咳痰。哮喘的症状通常是慢性的，并伴有间歇急性发作。由于慢性疲劳、白天嗜睡和精力不足，这些症状的存在可能会干扰学习、工作和体力活动。在儿童中，哮喘最常见的症状是夜间持续咳嗽和在跑步、哭泣或感冒后咳嗽。

临床上，急性哮喘发作的患者可能表现出以下任何一种体征和症状。

- 呼吸困难。
- 呼吸急促。
- 喘息。
- 低氧血症。
- 心动过速。
- 高碳酸血症。
- 辅助呼吸肌收缩。
- 呼气相延长。
- 出汗。
- 奇脉。

病理生理学

哮喘被认为是一种异质性疾病，有几个不同的基础过程会促成患者的症状。临床和病理生理特征使哮喘可以分为以下表型：过敏性、非过敏性、嗜酸性粒细胞性和成人发作性。某些表型可能对特定的药物或治疗方法反应更好，但还需要更多的研究来了解哮喘表型的效用。

暴露于触发因素会引起呼吸树内固有和继发性炎症反应，从而引发炎症细胞的聚集、气道高反应性和导致哮喘急性加重的结构异常。炎症介质引起支气管周围平滑肌痉挛性收缩（支气管痉挛）、支气管肿胀和炎症，以及黏液过度分泌到气道中。炎症、黏液堵塞的气道就像一个单向阀，导致空气可以被吸入，但不可被呼出。气流受阻可能会自行缓解，但通常需要紧急治疗。临床上，支气管痉挛可能表现为呼吸急促、喘息、胸闷或咳嗽。

在正常呼吸过程中，吸入的空气通过两个初级支气管分支进入更小、更窄的细支气管，最后进入末梢支气管。在哮喘发作期间，细支气管周围的气道平滑肌开始痉挛。由于体液积聚和免疫细胞浸润，气道内间隙肿胀、发炎，气道内黏液过度分泌，导致气道狭窄。因此，空气在肺部自由循环受阻而无法被呼出。哮喘加重的诱因可能如下。

- 呼吸刺激物(例如,古龙水、烟雾、污染)。
- 变应原(例如,尘螨、花粉、宠物毛屑、乳胶)。
- 感染(例如,上呼吸道感染、支气管炎、鼻窦炎)。
- 药物(例如,阿司匹林和其他 NSAID 导致前列腺素和白三烯的释放;β 受体阻滞剂导致支气管树内 β_2 受体被拮抗;吗啡导致组胺释放)。
- 其他(例如,情绪应激、冷空气、分泌物、运动)。

诊断研究

肺功能测试(PFT)是病史和体格检查的辅助手段,可对患者呼吸系统进行全面评估。这些测试包括以下内容。

- 气流测量(肺活量测定法)。
- 肺容积。
- 吸入一氧化碳的扩散能力。

这些测试报告为基于年龄、身高和种族(白种人、非裔美国人和亚洲人)的预测正常值的百分比。正常的 FEV_1/FVC(1 秒用力呼气量/用力肺活量)比率为 70%~80%。在哮喘等阻塞性肺疾病中,呼气阻力增加,从而导致 FEV_1 降低。FVC 也可能降低,但程度不相同,导致 FEV_1/FVC 比率降至 70% 以下。基于肺活量测定的气道阻塞诊断,特别是使用支气管扩张剂后可急性逆转,则强烈支持哮喘诊断。

使用峰值流量仪测量峰值流量,再同之前确定的基线对比,以确定下降情况,可以用于在家中监测哮喘和诊断哮喘发作。

传统的哮喘分类方法将哮喘描述为外源性或内源性。外源性哮喘是对特定抗原致敏的结果。当内源性哮喘发生时,没有可识别的抗原或预先致敏。目前的指南建议将哮喘分为过敏性、非过敏性、嗜酸性粒细胞性和成人发作性。此外,还可以根据严重程度和控制情况对哮喘进行分类(表 5.1)。

评估哮喘严重程度和控制情况都应基于最差/最严重的指标。例如, 如果患者 $FEV_1 > 80\%$(间歇性),每个月夜间症状 < 2 次(间歇性),活动受到轻微干扰(轻度持续),但有日常症状(中度持续),则应归类为中度持续状态。

间歇性、轻度、中度、重度持续性哮喘的体征和症状如下。

间歇性

- 每周症状出现不超过 2 天。
- 每月夜间醒来不超过 2 次。

表 5.1 哮喘严重程度的分类

严重程度	症状频率	夜间症状	预测 %FEV$_1$	SABA 的 使用情况 [a]	对活动的 影响	前 12 个月口服 类固醇情况
间歇性	≤2次/周	≤2次/月	≥80%	≤2天/周	无	0 或 1 种药物
轻度持续	>2次/周	3~4次/月	≥80%	>2天/周	轻微的	[a]2 种药物或更多
中度持续	每天	>1次/周	60%~80%	每天	偶尔	[a]2 种药物或更多
重度持续	连续的	>7次/周	<60%	≥2次/天	极度受限	[a]2 种药物或更多

Adapted from: Global Initiative for Asthma. Global Strategy for Asthma Management and Prevention, 2020. Available from: www.ginasthma.org。FEV$_1$,1 秒用力呼气量;SABA,短效 β 受体激动剂。

[a] 不包括预防运动性支气管痉挛。

- 每周使用短效(β$_2$)受体激动剂不超过 2 天。
- 正常活动不受限制。
- FEV$_1$ 在两次加重之间正常。
- FEV$_1$ 大于预测值的 80%。
- FEV$_1$/FVC 比值正常。

轻度持续

- 症状每周出现超过 2 天,但非每天。
- 夜间醒来,每月 3~4 次。
- 每周需要使用短效 β$_2$ 受体激动剂超过 2 天,但不是每天,且任何一天不超过 1 次。
- 正常活动轻微受限。
- FEV$_1$ 大于预测值的 80%。
- FEV$_1$/FVC 比值正常。

中度持续

- 每天都出现症状。
- 每周夜间醒来超过 1 次,但非每天。
- 每天都需要使用短效 β$_2$ 受体激动剂。
- 正常活动受到一定限制。
- FEV$_1$ 大于预测值的 60%,但小于 80%。

- FEV_1/FVC 比值降低不超过 5%。

重度持续

- 症状持续全天。
- 夜间醒来，通常是每晚。
- 每天需要使用数次短效 β_2 受体激动剂。
- 正常活动极度受限。
- FEV_1 小于预测值的 60%。
- FEV_1/FVC 比值降低 5% 以上。

预防

当哮喘患者接受手术时，确定其哮喘是否得到控制良好或控制不佳是降低并发症风险的一个重要因素。择期手术应推迟至患者哮喘得到良好控制。进行良好的病史采集及胸部/肺部体格检查（听诊）是做出此决定的必要条件。术前实验室检查、胸部 X 线检查和（或）肺功能检查均未显示与围术期呼吸不良事件相关，因此极少被推荐。

依据哮喘控制分级可以评估患者的哮喘控制情况，对于未控制的哮喘，可以预测围术期发生显著并发症的风险。以下筛查工具适用于鉴别控制不佳的哮喘。

- 在过去的 4 周内，患者是否存在以下情况？
  - 白天症状每周超过两次。
  - 因为哮喘而夜醒。
  - 每周使用 SABA 吸入剂治疗症状超过 2 次。
  - 因哮喘而活动受限。
- 控制良好的哮喘：所有问题报告"否"。
- 部分控制的哮喘：其中 1~2 个问题报告"是"。
- 未控制的哮喘：其中 3~4 个问题报告"是"。

哮喘患者围术期呼吸不良事件发生的危险因素包括以下几点，这些因素在哮喘控制不佳的患者中普遍存在。

- 存在突发的严重的急性加重发作病史。
- 运动时喘息。
- 过去的 12 个月内喘息>3 次。

- 夜间干咳。

- 近期上呼吸道感染(<2 周)。

- 花粉症。

- 被动吸烟/二手烟。

- 过去 1 年内因哮喘相关疾病住院>2 次。

- 因哮喘相关疾病至急诊就诊>3 次。

- 过去 1 个月内使用短效 β$_2$ 受体激动剂定量雾化吸入器>2 次。

- 肥胖症。

- 经济水平较差。

- 非法药物使用。

- 肺功能测定 FEV$_1$<1L。

对于有哮喘病史的患者,应考虑几个重要的因素,以降低在静脉镇静或全身麻醉期间发生哮喘发作的可能。一般准则包括以下内容。

- 切勿诱导有哮鸣音的患者。

- 推迟择期门诊手术镇静/麻醉,直到患者的哮喘得到控制,且不再出现喘息。

- 近期上呼吸道感染(<2 周)和有哮喘史将增加哮喘发作的可能。

- 镇静或全身麻醉前使用短效 β$_2$ 受体激动剂气雾剂。

- 若患者正在服用皮质类固醇,应警惕可能出现的肾上腺功能抑制。

- 减轻患者的精神压力。

- 如果患者正在使用茶碱,则避免使用红霉素。

- 避免使用组胺释放药物,如吗啡。

- 避免使用巴比妥类药物,因为会增加喘息风险。

- 监测麻醉深度,因为第 2 阶段是气道反应性最强的兴奋阶段。

- 可降低发作风险的药物如下。

  - 丙泊酚具有极好的减弱气道反射性支气管收缩的能力,但与挥发性麻醉剂相比,其支气管扩张作用较差。

  - 氯胺酮是一种直接作用的支气管扩张剂,可以减弱气道反射性支气管收缩,尽管其可能增加分泌物,从而使气道管理复杂化。

  - 吸入性麻醉剂是有效的支气管扩张剂,已被用于治疗哮喘持续状态。

  - 抗组胺药和止吐药物。

- 与气管插管相比,喉罩(LMA)引起喉痉挛或支气管痉挛的可能性更小。

- 对哮喘患者使用氧化亚氮镇静没有禁忌证，并且由于其具有抗焦虑作用，实际上可能有助于管理这些患者。

哮喘患者应在手术前(包括手术当天)继续服用常规药物，但茶碱除外，其应在手术前一晚停用。在对哮喘患者进行任何手术或镇静/全身麻醉之前，应将其症状控制在最佳水平。预防性治疗需循序渐进，必要时增加剂量、药物数量和给药频率。这种方法被用于持续控制哮喘。哮喘是一种气道慢性炎症性疾病，反复发作，需要长期治疗，以抑制炎症。阶梯用药的方法可确保患者使用最理想的药物进行优化(表5.2)。

单克隆抗体作用靶点、给药途径和给药频率

奥马珠单抗：抗 IgE，每 2~4 周皮下注射一次。

美泊利单抗：抗 IL-5，每 4 周皮下注射一次。

表 5.2　哮喘阶梯治疗

步骤 1	步骤 2	步骤 3	步骤 4	步骤 5
根据需要使用短效 β₂ 受体激动剂				
吸入器选项	选择一个 低剂量 ICS	选择一个 低剂量 ICS+LABA	一个或多个 中等剂量 ICS+/−LABA	增加一个或多个 高剂量 ICS+LABA
	LTRA	中剂量/高剂量 ICS	添加 LTRA 添加 LAMA	添加 LTRA 添加 LAMA 单克隆生物学治疗 [a] 添加口服类固醇(以尽可能低的剂量)
		低剂量 ICS+LTRA		

Adapted from: Global Initiative for Asthma. Global Strategy for Asthma Management and Prevention, 2020. Available from: www.ginasthma.org

ICS，吸入性皮质类固醇；LTRA，白三烯受体拮抗剂；LABA，长效吸入性 β₂ 受体激动剂；LAMA，长效抗毒蕈碱。

[a] 生物药物是可注射或静脉注射单克隆抗体，基于哮喘表型(过敏性、嗜酸性粒细胞性)，针对 IgE、IL-5、IL-5 受体或 IL-4/IL-13 受体。可用的药物包括奥马珠单抗(Xolair®，基因泰克诺华制药，美国新泽西州)、美泊利单抗(Nucala®，葛兰素史克公司，英国伦敦)、瑞利珠单抗(Cinqair®，梯瓦制药，美国新泽西州)、贝那利珠单抗(Fasenra®，阿斯利康制药，美国马里兰州)和杜匹鲁单抗(Dupixent®，赛诺菲–安万特公司，法国巴黎)。请注意这是一个不断发展的领域，许多新的药剂将在未来几年上市。

瑞利珠单抗：抗 IL-5，每 4 周静脉注射一次。

贝那利珠单抗：抗 IL-5 受体拮抗剂，每 4 周皮下注射 3 次，然后每 8 周注射一次。

杜匹鲁单抗：抗 IL-4/L3 受体拮抗剂，每 2 周皮下注射一次。

在对有哮喘病史的患者进行初次问诊时，询问以下问题很重要。

- 在过去的 2 年中，你是否因哮喘相关疾病住院或去过急诊室？
- 你每天使用吸入剂控制症状吗？
- 你是否额外使用药物控制症状（ICS、LABA、LTRA、LAMA）？
- 是什么触发了你的哮喘？
- 最近是否对你的哮喘治疗方案进行了修改？
- 在过去的 4 周内，你是否存在以下情况？
  - 白天症状每周超过 2 次。
  - 因哮喘而夜醒。
  - 每周超过 2 次使用 SABA 气雾剂控制症状。
  - 因哮喘导致活动受限。

如果哮喘患者没有急性发作，则体格检查结果通常是正常的。在哮喘缓解期发现的异常体征可能提示疾病严重、控制欠佳或相关的特异性疾病。在镇静或全身麻醉之前，坚持使用患者常用的哮喘药物仍然很重要。术前胸部听诊应重点识别任何喘息音或呼吸音减弱，其可以提示哮喘加重。获取术前氧饱和度也很重要。

如有指征，术前咨询患者的主治医生也很重要，对于出现活动性疾病（如呼吸困难、喘息和咳嗽）的患者，延迟手术也很重要。哮喘患者预约手术时，应随身携带急救所需的吸入气雾剂。

术中应为患者量身定制麻醉方案，目的是在镇静和恢复过程中避免发生支气管痉挛。应谨慎使用麻醉药物，因为其可能会造成呼吸抑制——这是不希望肺部疾病患者发生的情况。支气管痉挛可能是由术中气道控制不良、冲洗液、血液或唾液等原因造成的。术后应密切监测患者病情，然后尽快恢复麻醉前哮喘用药方案。

识别

通常，深度镇静/全身麻醉诱导期、气道操作期和麻醉苏醒期是发生潜在气道并发症的最关键时期。迅速识别发生呼吸系统不良事件的患者对于成功治疗和获得良好结局至关重要。支气管痉挛应与喉痉挛或气管异物相鉴别。尽管通过心前区听诊和二氧化碳波形图可以立即发现有效呼吸的下降或丧失，但支气管痉挛仍很难识别。脉搏血氧仪只能在几分钟后识别出由此引起的低氧血症,不应将其作为干预的触发因素。支气管痉挛的具体指征包括以下几点。

- 心前区听诊闻及呼气性喘息。
- 胸部听诊闻及呼吸音降低和双侧呼气性喘息。
- 通气呼气相延长导致二氧化碳监测仪上出现"鲨鱼鳍"征和呼气末 CO_2 增加（图 5.1）。
- 在 PPV 期间,气道压力增加。

管理

将患者置于稍直立的坐姿,取出口腔内所有不必要的异物,同时进行良好的吸痰。应尝试通过头部倾斜、抬下颏、托下颌和舌头前伸来改善气道。经面罩给予 100% 的氧气并准备药物。

吸入短效 β_2 受体激动剂是术中支气管痉挛患者清醒或插管时的一线治疗,可以缓解病情。对于清醒且合作的患者,可使用定量喷雾器(MDI)吸入 6~8 喷 β_2 受体

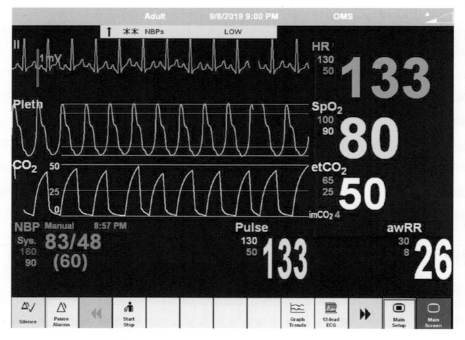

图 5.1 生命体征监测显示窦性心动过速、低氧血症、低血压和二氧化碳波形的"鲨鱼鳍"征。

激动剂,如沙丁胺醇(每喷 90μg)或左旋沙丁胺醇(每喷 45μg)。大多数门诊深度镇静使患者无法配合使用定量喷雾器来吸入 β_2 受体激动剂。在这种情况下,对于病情轻到中度加重且有自主呼吸的患者,考虑雾化吸入短效 β_2 受体激动剂(例如,沙丁胺醇 2.5mg 加入 2mL 生理盐水)和抗胆碱能药物(例如,异丙托溴铵 0.5mg 加入 1mL 生理盐水)。β_2 受体激动剂的替代品是肾上腺素。肌内注射和静脉给药被认为是令人满意的肾上腺素给药途径。可考虑的给药方案如下。

- 肌内注射 0.3mg(0.3mL)的 1:1000 肾上腺素,通常适用于成人(根据需要每 5~15 分钟一次)(1:1000 的浓度为 1mL 的小瓶含 1mg 肾上腺素)。
- 静脉给药需使用 1:10 000 的肾上腺素。缓慢静脉注射 0.1~0.3mg 肾上腺素(1.0~3.0mL)后,应进行生理盐水冲洗或连续静脉注射。1:10 000 的浓度相当于含有 1mg 肾上腺素的 10mL 注射溶液。1:10 000 的浓度也可以通过将含 1mg 肾上腺素的 1mL 溶液加入 9mL 生理盐水配置而成。

肾上腺素是一种强效的 α_1 受体激动剂、β_1 受体激动剂和 β_2 受体激动剂。因此,其也有可能引起心肌病、一过性左心室功能障碍、心肌缺血、心肌梗死和心律失常。这与过量用药和静脉注射有关。也可以考虑使用肾上腺素自动注射器来治疗哮喘发作。大多数成人和儿童自动注射器分别含有 0.3mg 和 0.15mg 的肾上腺素。这些装置被用于肌内注射,但其作用效果取决于针头的长度,如果针头长度较短,将导致皮下注射和血药浓度峰值延迟。

治疗也包括非口服类固醇,如甲泼尼龙(4~6 小时给予 50~250mg)。也可以考虑使用氯胺酮 1mg/kg 静脉注射,因为其可使支气管扩张增加。然而,文献不支持对深度镇静或全身麻醉下的哮喘加重期患者使用氯胺酮。用异丙酚 1.0~1.5mg/kg 加深麻醉也会造成支气管扩张,但会产生更深度的麻醉效果,需要适当进行气道管理,可能是 PPV 或插管,故不推荐使用。

(吴爱玲　译)

推荐阅读

1. Aaron SD, Vandemheen KL, FitzGerald JM, et al. Reevaluation of diagnosis in adults with physician-diagnosed asthma. JAMA. 2017;317:269–79.
2. Bates BBL, Hoekelman R. The thorax and lungs. In: Bates B, editor. A guide to physical examination and history taking. 6th ed. Philadelphia: JB Lippincott; 1995.
3. Drake SM, Simpson A, Fowler SJ. Asthma diagnosis: the changing face of guidelines. Pulm

Ther. 2019;5:103–15.

4. Fuchs O, Bahmer T, Rabe KF, von Mutius E. Asthma transition from childhood into adulthood. Lancet Respir Med. 2017;5:224–34.

5. King BJ, Elo JA, Herford AS. Management of medical emergencies. In: Elo JA, Herford AS, editors. Oral surgery for dental students: a quick reference guide. New York: Thieme; 2019. p. 212–31.

6. Kollef MGD. Critical care and medical emergencies. In: Ewald G, McKenzie C, editors. The Washington manual of medical therapeutics. Boston: Little, Brown; 1995.

7. National Asthma Education and Prevention Program. Expert panel report III: guidelines for the diagnosis and management of asthma. National Heart, Lung, and Blood Institute (NIH publication no. 08-4051), Bethesda, MD; 2007. http://www.nhlbi.nih.gov/guidelines/asthma/asthgdln.htm

8. Reddel HK, Bateman ED, Becker A, et al. A summary of the new GINA strategy: a roadmap to asthma control. Eur Respir J. 2015;46:622–39.

9. Woods BD, Sladen RN. Perioperative considerations for the patient with asthma and bronchospasm. Br J Anaesth. 2009;103(Suppl 1):i57–65.

10. Von Ungern-Sternberg BS, Boda K, Chambers NA, et al. Risk assessment for respiratory complications in paediatric anaesthesia: a prospective cohort study. Lancet. 2010;376:773–83.

11. American Association of Oral and Maxillofacial Surgeons. Complications and emergencies. In: AAOMS, editor. AAOMS Office anesthesia evaluation manual. 9th ed. Rosemont: AAOMS; 2019. p. 89–90.

第 **6** 章

过敏

William Chung

引言

过敏通常由接触药物、乳胶或环境中暴露的变应原引起,是一种罕见且可能威胁生命安全的紧急情况。变应原可以是一种物质或蛋白质,能够触发免疫系统产生免疫反应,这一过程被我们称为过敏反应。免疫系统通常产生和释放大量化学介质,然而,过敏或过敏反应以不受控制地在短时间内释放重要化学介质为特征。过敏反应的常见诱因包括某些食物、蚊虫叮咬、乳胶和药物。最常见的与过敏相关的药物是 β 内酰胺抗生素、琥珀胆碱、肌肉松弛剂和静脉注射造影剂。

多数药物反应发生在用药后 10 分钟内,过敏反应可能发生在暴露于抗原或药物数秒到数分钟。若过敏反应发展缓慢,在第二次接触抗原后有出现更严重反应的风险。第二次过敏反应被称为二相反应,可以在 12 小时之后发病。对过敏反应的严重程度可以进行分级(表 6.1)。

几种炎症介质在过敏反应中发挥作用,了解其机制有助于我们进行识别,然后以此来处理过敏反应。肥大细胞由于释放组胺和胰蛋白酶,在过敏反应的产生和传

表 6.1 过敏反应的严重程度

1 级	红斑和荨麻疹伴或不伴血管性水肿
2 级	红斑和荨麻疹、低血压、心动过速、呼吸困难和胃肠道(GI)症状
3 级	红斑和荨麻疹、心动过速或心动过缓、心律失常、支气管痉挛、胃肠道症状和心血管性虚脱
4 级	心脏停搏

播中仍然是关键细胞。局部组胺释放可导致皮肤荨麻疹和红斑，以及支气管收缩。炎症介质的全身释放引起大量血管扩张和低血压，导致心血管性虚脱。皮肤受累通常是第一临床体征。胰蛋白酶释放导致补体活化，导致低血压和血管性水肿，而一氧化氮和花生四烯酸的代谢产物将进一步影响血管和呼吸系统(表 6.2)。

与过敏反应相关的症状经常突然出现，并可迅速发展，两种常见的皮肤症状为荨麻疹和血管性水肿，但对其临床表现可能不易区分。荨麻疹(风疹、风团)是局限性皮肤区域轻微凸起，伴有硬化、红斑和发痒。血管性水肿则是扩散的、柔软的、不对称的、无瘙痒性肿胀，由体液渗漏到可扩张的深层软组织，如嘴唇、舌、悬雍垂、喉部、下咽或气管引起(图 6.1)。

过敏反应的症状和体征因反应的严重程度而异。皮肤、呼吸、心血管、胃肠和神经系统均可能受到影响(表 6.3)。

预防过敏反应具有挑战性，但有几个危险因素值得注意，包括过敏史、哮喘、既往过敏史、肥大细胞增多症和年轻患者。

诊断

过敏反应的诊断通常包括鉴别体征和症状，以及与最近使用的药物或操作存在时间关联(表 6.4)。

表 6.2　与过敏反应有关的介质

介质	作用方式
组胺	结合 H_1 和 H_2 受体
	组织：
	荨麻疹、瘙痒、潮红、流涕
	循环：
	剂量依赖性低血压、血管通透性增加和支气管收缩
类胰蛋白酶	激活补体，引发低血压和血管性水肿
一氧化氮	血管舒张和血管通透性增加
花生四烯酸代谢产物	增强肥大细胞降解；增加血管通透性、血管舒张和支气管收缩

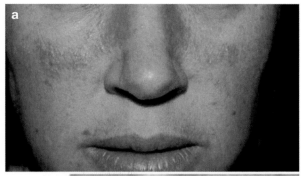

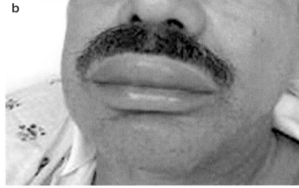

图 6.1 （a）出现荨麻疹的面颊。（b）嘴唇血管性水肿。

管理

处理过敏反应的主要方法包括认识其发展，停止可疑操作或用药，并遵循常规处理流程。使用肾上腺素对处理过敏反应至关重要。这是肾上腺素对 α_1、β_1 和 β_2 受体作用的结果，分别导致血压升高、心输出量增加和支气管扩张（表 6.5）。

表6.3　过敏反应的临床特征

身体系统(%频率)	症状	标志
皮肤(90%)	瘙痒	荨麻疹
	发热	血管性水肿
		潮红
		声音改变
		竖毛
		气道阻塞
呼吸系统(70%)	呼吸困难	喘鸣
	气促	喘息
	喘息	鼻塞
	呼吸困难	咳嗽
		SaO_2下降
		呼气末二氧化碳增加
		支气管痉挛
心血管系统(45%)	头晕	晕厥
	不适	心动过速
		意识丧失
		低血压
胃肠道(45%)	恶心	腹泻
	腹部疼痛	
	腹泻	
神经系统(15%)	头痛	意识模糊
	焦虑	

表6.4　过敏反应的诊断标准

标准1	急性发作(数分钟至数小时)，累及皮肤、呼吸系统和(或)心血管系统
标准2	暴露于潜在抗原后，累及以下两个或多个身体系统
	皮肤
	呼吸系统
	心血管系统
	胃肠道
标准3	暴露于潜在抗原后出现：
	收缩压<90mmHg(1mmHg≈0.133kPa)或较基线降低30%(>10岁)
	<70mmHg+(2×年龄)收缩压(<10岁)

表 6.5 过敏反应的治疗流程

1.在可能的情况下,停止用药

2.拨打 911 联系紧急医疗服务机构(EMS)

3.ABC:

维持气道,补充 O_2

支持通气和换气

通过静脉输液与支持循环进行容量复苏

成人:快速注入 1L 乳酸林格液或生理盐水

儿童:给予 20mL/kg 乳酸林格液或生理盐水

4.应用肾上腺素

静脉注射 1:10 000(1mg 肾上腺素/10mL)

成人:静脉注射 0.2mg(2mL)至 0.5mg(5mL),按需每 2~5 分钟重复一次

儿童:静脉注射肾上腺素 0.01mg/kg

肌内注射:1:1000 溶液(1mg/mL)或使用肾上腺素笔(0.3mg)或小剂量肾上腺素笔(0.15mg)

成人:0.3mg(0.3mL)至 0.5mg(0.5mL)或通过肾上腺素笔肌内注射 0.3mg,按需每 10~20 分钟重复一次

儿童:肾上腺素 0.01mg/kg 或通过小剂量肾上腺素笔肌内注射 0.15mg,按需每 10~20 分钟重复一次

5.H_1 抗组胺剂静脉注射或肌内注射

成人:苯海拉明 50mg 静脉注射

6~12 岁儿童:25mg 静脉注射

6 岁以下儿童:0.5mg/kg 静脉注射

6.气道支持并输送氧气,维持 $SaO_2>93\%$,如果水肿严重,考虑行早期插管,可能需要使用更小的导管

7.使用乳酸林格液或生理盐水维持

0~10kg:体重(kg)×100mL/d

10~20kg:1000mL+[体重(kg)×50mL/d]

>20kg:1500mL+[体重(kg)×20mL/d]

8.沙丁胺醇吸入器,按需吸入 4~5 喷

9.给予皮质类固醇(非急性治疗)

氢化可的松琥珀酸钠 100mg

地塞米松 4~12mg 静脉注射

(李思言 译)

推荐阅读

1. Ryder S, Waldmann C. Anaphylaxis. Continuing education in anaesthesia. Crit Care Pain. 2004;4(4):111–3.
2. Ring J, Messmer K. Incidence and severity of anaphylactoid reactions to colloid volume substitutes. Lancet. 1977;1:466–99.
3. Gottesman B. Anaphylaxis. Emerg Med Rep. 2011;32:9–19.
4. Chacko TC, Leford D. Peri-anesthetic anaphylaxis. Immunol Allergy Clin N Am. 2007;27:213–30.
5. Ledford DK, et al. Perioperative anaphylaxis: clinical manifestations, etiology and diagnosis. In: Adkinson NF, Feldweg AM, editors. UpToDate. Waltham: UpToDate. Accessed 25 Nov 2013.
6. Brockow K, et al. Anaphylaxis in patients with mastocytosis: a study on history, clinical features and risk factors in 120 patients. Allergy. 2008;63(2):2226–32.
7. Muller UR, et al. The problem of anaphylaxis and mastocytosis. Curr Allergy Asthma Rep. 2009;9(1):64–70.
8. Sampson HA, et al. Symposium on the definition and management of anaphylaxis: summary report. Second National Institute of allergy and infectious disease/food allergy and anaphylaxis network symposium. J Allergy Clin Immunol. 2006;17:391–7.
9. Liccardi G, et al. Systemic reactions from skin testing: literature review. J Investig Allergol Clin Immunol. 2006;16(2):75–8.
10. Simons FE, et al. Epinephrine absorption in adults: intramuscular versus subcutaneous injection. J Allergy Clin Immunol. 2001;108:871–3.
11. Dewachter P, et al. Anaphylaxis and anesthesia: controversies and new insights. Anesthesiology. 2009;111:1141–50.
12. AAOMS Office anesthesia evaluation manual, 9th ed. 2018.
13. Soar J, et al. Emergency treatment of anaphylactic reactions – guidelines for healthcare Providers. Resuscitation. 2008;77:157–69.
14. Vadas R, Perelman B. Effect of epinephrine on platelet-activating factor-stimulated Human vascular smooth muscle cells. J Allergy Clin Immunol. 2012;129:1329–33.
15. Bock S. Fatal anaphylaxis. In: Simons FE, Feldweg AM, editors. UpToDate. Waltham: UpToDate. Accessed 25 Nov 2013.
16. Sharma R, et al. Management protocol for anaphylaxis. J Oral Maxillofac Surg. 2010;68:855–62.
17. Ring J, et al. Guideline for acute therapy and management of anaphylaxis. Allergo J Int. 2014;23(3):96–112.
18. Worm M, et al. New trends in anaphylaxis. Allergo J Int. 2017;26(8):295–300.
19. Campbell RL, Kelso JM. Anaphylaxis: emergency treatment. In: Walls RM, Randolph AG, editors. UpToDate; 2019.

第 7 章

支气管痉挛

William Chung

引言

支气管痉挛的特征是炎症介质的释放引起细支气管平滑肌快速收缩,从而导致呼吸困难发作。发作的严重程度从轻度到重度不等,通常由某些特定的呼吸系统疾病[哮喘或慢性阻塞性肺疾病(COPD)]、接触应变原或刺激物,以及食用某些食物或药物引起。治疗措施包括使用支气管扩张剂(如 β_2 受体激动剂)、抗胆碱能药、抗炎药(如皮质类固醇)。如果支气管痉挛对上述疗法没有反应,则可能需要插管建立气道。

支气管痉挛继发于中、小气道细支气管平滑肌收缩的可逆性狭窄,可导致多种临床表现(表 7.1)。在清醒患者中,躁动、喘息、呼吸困难和三凹征都是体格检查的

表 7.1 支气管痉挛的临床表现

即发性	迟发性
呼吸困难	低氧血症
呼吸性喘息	高碳酸血症
气道黏液增加	胸膜腔内压升高导致的低血压
气道阻力增加	心律失常
呼吸功增加	气压伤
呼气相延长	心脏停搏
小潮气量	
呼吸窘迫	
心动过速	

标志性临床体征。如果没有及时采取适当的治疗,症状可能会发展为心动过速和呼吸困难。进一步延迟治疗可能会导致更严重的并发症,如心律失常和心脏停搏。即使对患者进行气管插管,支气管痉挛也会阻碍通气,即使氧流量增加,氧饱和度仍可能继续下降。

支气管痉挛的诱因很多,包括下呼吸道疾病 (哮喘和 COPD)、上呼吸道感染 (URI)、误吸、药物反应(过敏或过敏反应),以及易引起支气管痉挛的药物(β 受体阻滞剂、抗胆碱酯酶)。以各种形式出现的气道刺激是支气管痉挛的另一个常见原因(表 7.2)。支气管痉挛不太常见的诱因包括肺水肿、肺栓塞(血栓、脂肪、羊水)和张力性气胸。虽然在麻醉诱导或苏醒期更常见,但其可以发生在围术期所有阶段。

表 7.2   气道刺激因素

误吸	化学刺激
气道分泌物	刺激性麻醉气体
血液	石灰粉
胃内容物	烟雾吸入
细支气管炎	吸烟
机械性刺激	异物刺激
喉镜检查	
口腔或声门上气道装置置入	
气管插管	
支气管插管	

预防

对支气管痉挛的识别及后续治疗的任何延迟都可能导致潜在的严重并发症,如低氧血症、心律失常和心脏停搏。因此,支气管痉挛治疗的一个基本策略就是预防,预防从识别危险因素开始。缓解患者焦虑情绪和减少或逆转相关刺激性反射,也有助于预防支气管痉挛。哮喘、咳嗽、近期 URI 病史(3 周内,尤其是阻塞性气道疾病患者)、呼吸困难、发热、慢性支气管炎、近期吸烟,以及对刺激物不耐受与预测术中喘息相关。尽管有这些危险因素,但在许多情况下,支气管痉挛的原因仍不清楚。

哮喘患者因为基线气道口径减小、支气管平滑肌肥大和气道反应性增加,支气管痉挛的风险更高。尤其对于哮喘患者,避免支气管痉挛的术前策略包括继续使用所有居家治疗药物,并考虑通过定量吸入器(MDI)或雾化器使用沙丁胺醇或异丙托溴铵进行预处理(表 7.3)。术前使用皮质类固醇对哮喘患者和有特定病史的患者也有益。局部麻醉可能是一种合适的替代方案,在以下情况下建议推迟手术:咳嗽加重、喘息或咳痰增加。

有几种策略可以减少术中支气管痉挛发生,使用丙泊酚或氯胺酮可减少气道平滑肌收缩,对有支气管痉挛病史的患者有益。此外,吸入性麻醉剂会加深麻醉,并抑制气道反应性,从而使细支气管平滑肌松弛。最后,临床医生应避免使用任何导致组胺释放的药物(吗啡和哌替啶)。

表 7.3 支气管痉挛术前治疗流程

对于支气管痉挛活跃的患者,取消择期手术
当患者有支气管痉挛风险时,避免麻醉和择期手术
URI 急性期
近期哮喘或 COPD 加重
对于已知患有哮喘或 COPD 的患者,麻醉前使用支气管扩张剂和(或)全身类固醇进行优化治疗
手术当天使用支气管扩张剂
诱导前吸入 β_2 受体激动剂
沙丁胺醇 MDI 4~8 喷(每喷 90μg)
沙丁胺醇雾化溶液 2.5mg/3mL
对于已知有支气管痉挛风险的患者,手术是必需的
区域麻醉可避免气道刺激
考虑声门上气道全身麻醉
考虑静脉注射 1~2mg/kg 的氯胺酮麻醉诱导
考虑术中泵注 0.25mg/(kg·h)的氯胺酮作为麻醉辅助剂
插管前加深麻醉
加用异丙酚,静脉注射 30~50mg
插管前 1~3 分钟,静脉注射利多卡因 1~1.5mg/kg
插管前使用七氟醚通气

识别

对支气管痉挛的识别可能具有一定挑战性。其可能表现为哮鸣音加重、潮气量减少和气道峰压增加，然而这些通常需要闭合回路(气管插管或声门上气道)才能评估。最先出现的是呼气末 CO_2 波形的变化，但发生严重支气管痉挛时，呼气末 CO_2 波形可能会消失(图 7.1)。最终，氧饱和度下降，通气变得越来越困难。为了便于识别和治疗，在鉴别诊断中考虑支气管痉挛仍然至关重要。

当遇到上述临床情况时，特别是当上述典型 CO_2 波形图同时出现时，应考虑对其他几种疾病进行鉴别诊断(表 7.4)。

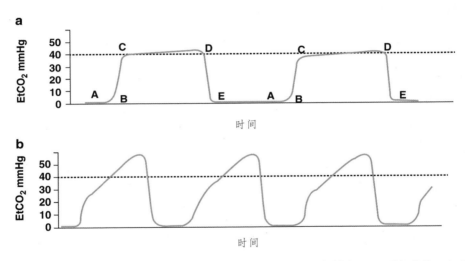

图 7.1　(a)正常呼气末 CO_2 波形图。(b)支气管痉挛呼气末 CO_2 波形图。EA，吸气基线；BC，呼气相；CD，平台期；DE，吸气相。

表 7.4　鉴别诊断

喉痉挛
胸壁强直
过敏反应
插管患者的呼吸回路阻塞
误吸
肺水肿

管理

支气管痉挛的处理取决于患者所处的麻醉深度,以及是否完成气管插管或是否建立声门上气道。用于治疗支气管痉挛的一线药物包括选择性 β_2 受体激动剂,可通过 MDI 或雾化器给药。MDI 的使用要求患者保持清醒和合作,患者不配合时也可以通过面罩、声门上气道或气管导管等方式给药。但通过这些方式给予 β_2 受体激动剂的效果是值得怀疑的,患者的反应通常会低于预期。雾化吸入沙丁胺醇(2.5mg 加入 3mL 生理盐水)联合或不联合应用抗毒蕈碱药物,如阿托品(0.5mg 加入 1mL 生理盐水),也需要患者保留自主呼吸,但这种方法更适用于治疗哮喘和 COPD 的急性发作,并不适用于支气管痉挛。

门诊患者的镇静常使用咪达唑仑、芬太尼、氯胺酮和丙泊酚的联合方案,麻醉深度常处于中度和深度及全身麻醉之间。此时 MDI 和雾化器使用的效果不太理想。支气管痉挛的进展可能很快,因此应考虑进行以下干预措施。

- 使用丙泊酚(1~1.5mg/kg)加深麻醉,这可能会给某些患者带来更多的挑战和困难,其中包括需要人工通气和(或)建立气道。
- 使用氯胺酮(1~2mg/kg)加深麻醉,虽然氯胺酮导致患者需要通气的可能性不大,但氯胺酮可能导致心血管反应和眼压升高。
- 在 10mL 生理盐水中加入肾上腺素(5μg/kg),然后静脉注射或肌内注射。这相当于在 10mL 生理盐水中加入 0.1~0.5mg 肾上腺素。但应考虑到可能会发生相应心血管不良反应,包括心动过速、高血压和潜在的心律失常。
- 对患者进行气管插管或置入声门上气道,并吸入七氟醚或地氟醚进行麻醉。同时考虑通过气管导管或声门上气道雾化吸入沙丁胺醇。
- 必要时可根据患者心率、血压及对支气管扩张剂的反应,输注 0.1μg/(kg·min) 肾上腺素。
- 静脉注射 2g 硫酸镁。

（蒋飞　译）

推荐阅读

1. Soga J, Yakuwa Y, Osaka M. Carcinoid syndrome: a statistical evaluation of 748 reported cases. J Exp Clin Cancer Res. 1999;18:133–41.
2. Westhorpe RN, Ludbrook GL, Helps SC. Crisis management during anaesthesia: broncho-

spasm. Qual Saf Health Care. 2005;14:e7.

3. Luba K, Cutter TW. Supraglottic airway devices in the ambulatory setting. Anesthesiol Clin. 2010;28:295–314.

4. Cooper RM. Strengths and limitations of airway techniques. Anesthesiol Clin. 2015;33:241–55.

5. American Association of Oral & Maxillofacial Surgeons. Office anesthesia evaluation manual. 9th ed. Chicago: American Association of Oral & Maxillofacial Surgeons; 2018.

6. Morgan GE, Mikhail MS, Murray MJ. Clinical anesthesiology. 3rd ed. New York: McGraw-Hill; 2002. p. 515–6.

7. McKenna SJ, Piemontesi N. Medical emergencies. In: Mizukawa M, SJ MK, Vega LG, editors. Anesthesia considerations for the oral & maxillofacial surgeon. Batavia: Quintessence; 2019.

8. Gaba DM, editor. Crisis management in anesthesiology. 2nd ed. Philadelphia: Elsevier; 2015. p. 184–7.

9. Groeben H. Strategies in the patient with compromised respiratory function. Best Pract Res Clin Anaesthesiol. 2004;18:579–94.

10. Rajala MM. Intraoperative wheezing: etiology and treatment. In: Murray MJ, et al., editors. Faust's anesthesiology review. 4th ed. Philadelphia: Elsevier; 2011. p. 370–1.

11. Alter HJ, Koepsell TD, Hilty WM. Intravenous magnesium as an adjuvant in acute broncho-spasm: a meta-analysis. Ann Emerg Med. 2000;36:191–7.

12. Apfelbaum JL, Hagberg CA, Caplan RA, et al. Practice guidelines for management of the difficult airway: an updated report by the American Society of Anesthesiologists Task Force on Management of the Difficult Airway. Anesthesiology. 2013;118:251–70.

13. Rajesh MC. Bronchospasm under general anesthesia (review article). BMH Med J. 2018;5(4):98–103.

第 **8** 章

肥胖症

Robert C. Bosack

引言

肥胖是由热量的摄入与消耗之间不平衡,导致人体脂肪细胞数量和(或)大小增加。肥胖现在被认为是一个全球性的流行性健康问题。这种慢性病理状况导致了与瘦体重相关的过度脂肪沉积。肥胖被定义为 BMI>30kg/m²(表 8.1)。

较高的 BMI 通常表明脂肪储存增加,这与中度和深度镇静期的风险增加有关。BMI 被许多人认为是衡量肥胖程度的主要标准。BMI 是通过将体重除以身高的平方来计算的,由于肌肉和脂肪在质量上没有区别,患者可能 BMI 高而脂肪少或 BMI 低而脂肪多,因此 BMI 无法被用来区分脂肪分布的可变性及其对器官系统的影响。

肥胖的医学后果源于脂肪组织质量增加和过度增大的脂肪细胞释放的病理介质增加。脂肪组织质量增加的结果是咽旁间隙脂肪沉积增加,导致睡眠呼吸暂停,引起上气道塌陷。由于腹部脂肪堆积,膈肌静息时上抬,吸气时向下运动受限,肺容量和顺应性均下降,导致限制性肺疾病发生,这在仰卧位时更为明显。除质量效应外,另一个值得注意的重点是脂肪细胞有血液供应和代谢活性,持续释放脂肪酸和其他代谢产物导致胰岛素抵抗,释放炎症因子诱导促炎和促凝状态,从而引发心血管疾病。

从广义上来看,肥胖现在被理解成一种身体结构、组成和生理方面可变的和异质性疾病,伴随着其他多种已被诊断和未被诊断的并发症,这些并发症与这种病理状态的严重程度(肥胖程度)和持续时间相关。鉴于肥胖与门诊实施的镇静有关,器

表 8.1 体重指数（BMI）

BMI(kg/m²)	健康		超重					肥胖			
	19	24	25	26	27	28	29	30	35	40	45
身高	体重（磅）										
5'0"	97	123	128	133	138	143	149	154	179	205	230
5'1"	101	127	132	138	143	148	153	159	185	212	238
5'2"	104	131	137	142	148	153	159	164	191	219	246
5'3"	107	135	141	147	152	158	164	169	198	226	254
5'4"	111	140	146	151	157	163	169	175	204	233	262
5'5"	114	144	150	156	162	168	174	180	210	240	270
5'6"	118	149	155	161	167	173	180	186	217	248	279
5'7"	121	153	160	166	172	179	185	192	223	255	287
5'8"	125	158	164	171	178	184	191	197	230	263	296
5'9"	129	163	169	176	183	190	196	203	237	271	305
5'10"	132	167	174	181	188	195	202	209	244	279	314
5'11"	136	172	179	186	194	201	208	215	251	287	323
6'0"	140	177	184	192	199	206	214	221	258	295	332
6'1"	144	182	190	197	205	212	220	227	265	303	341
6'2"	148	187	195	203	210	218	226	234	273	312	351
6'3"	152	192	200	208	216	224	232	240	280	320	360

注：1 英尺=30.48cm；1 英寸=2.54cm；1 磅=0.45kg。

官系统的以下变化应该被预测到。

呼吸系统

肥胖对上呼吸道和下呼吸道的影响最为明显，这些系统最不能承受这些负面影响。下颌、舌和咽旁间隙的脂肪积累使这些区域在吸气时更容易塌陷。与阻塞性睡眠呼吸暂停时缺氧和高碳酸血症会引发觉醒，继而导致上呼吸道恢复通畅不同，使用镇静剂的患者在没有帮助的情况下难以克服这种障碍。舌体肥大、下咽软组织增厚、颈部粗短可能与预期的困难气道有关。肥胖也会导致所有肺容积指标下降的限制性肺疾病，最显著的是 FRC（图 8.1）。后者负责在没有通气的情况下提供氧气储备。此外，由于呼吸做功增加、呼吸频率增快、肺顺应性降低和脂肪组织的代谢需求，肥胖患者的氧储备消耗得更快。出现呼吸暂停致低氧血症的时间严重缩短。因

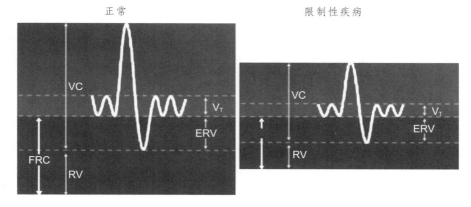

图 8.1　肥胖患者的肺容积减少。

此, 保持适度的镇静水平是很重要的, 以便患者可以保持自主呼吸。

心血管系统

　　肥胖伴随着血容量增加, 从而导致前负荷、后负荷和心输出量增加。长期后果包括左心室肥厚、心房扩张、内皮功能障碍、动脉粥样硬化和高血压。心脏传导系统被脂肪浸润引起的心脏节律改变应该被预测到, 通常为非特异性窦性心律失常, 包括伴有心室期前收缩可能的心房颤动。上肢脂肪沉积增加可能导致利用示波法测量血压不准确和建立静脉通路困难。

其他系统

　　随着脂肪组织增加而产生的代谢变化可导致胰岛素抵抗和 2 型糖尿病, 这会引起类似一系列合并疾病, 特别是动脉粥样硬化斑块积累导致的大血管和小血管狭窄。其他由极端节食引起的代谢和电解质紊乱也可能出现。肥胖患者的胃内压会升高, 使他们在镇静期出现反流和误吸的风险增加。同时, 肥胖患者的药代动力学和药效动力学显著改变, 使他们对镇静药物的反应难以预测。根据偏瘦或理想体重估算用药剂量是安全的, 唯一明显的例外是琥珀胆碱, 琥珀胆碱应根据总体重给药, 因为血浆胆碱酯酶浓度的增加与体重成正比。

预防

　　所有患者都可能出现麻醉方面的意外, 肥胖患者也不例外。预防肥胖患者镇静时的潜在并发症需要关注以下 4 个方面: 严格筛查和保守选择患者, 尽可能识别和优化合并疾病，限制麻醉深度和强有力的监测，以及人员和设备准备。患者对药物的反应不能可靠地被预测。积极监测可能的副作用，以便早期发现，并为纠正提供机会，这样可以最大限度地减少药物发生潜在严重副作用的可能性，尤其是在此类患者无法耐受的情况下。

严格筛查和保守选择患者

至关重要的是，在首次谈话中，要以一个富有同情心的朋友身份与患者"交心"，分享肥胖患者所面临的困难。要明白，患者可能并没有完全做好准备面对即将到来的医疗问题。应怀疑、识别合并疾病，并尽可能进行优化。如有必要，可以同患者的主管医生沟通，以完成这一过程。我们可以肯定的是，肥胖状况的严重程度和持续时间与相关合并疾病的存在和严重程度成正比。选择"更健康"患者的概念在麻醉期间提供了一个"安全边界"，因为 ASA Ⅰ 级和 Ⅱ 级患者可能能够更好地耐受和代偿麻醉实施期间的不良生理变化，特别是意外过度镇静导致的气道阻塞、低氧血症和低血压。以下问题应当重点关注：高血压、运动耐受性、打鼾、OSA、近期 CPAP 使用情况、GERD、NPO 状态、糖尿病、药物治疗和药物依从性。

体格检查包括测量身高和体重、肥胖严重程度和脂肪囤积位置。咽旁间隙内的过度脂肪组织堆积容易导致上呼吸道塌陷，而腹部内的过度脂肪组织增加了呼吸做功，限制了吸气时膈肌下移。吸气运动的局限性可以导致 FRC 降低，从而使氧饱和度逐渐降低。预测困难气道应始终基于最敏感的指标。术语"综合性困难气道"意味着采取任何一种建立气道的方法或策略都会存在困难。我们应假设所有患者都存在"困难气道"，并进行相应的预测和计划（图 8.2）。

限制麻醉深度

由于患者对药物反应的变异性和不可预测性，以及发生药物不良反应的可能性，特别是上呼吸道塌陷和低血压，对肥胖患者的成功镇静提出了挑战。这些关注点应当告知患者，以取得患者对可能调整麻醉方案的理解。开始医生应该估计患者的理想体重或净体重，据此来使用所有镇静、镇痛和催眠药物，并采用"小剂量缓慢推注"的方法。在使用麻醉剂时应极其谨慎，因为肥胖患者常患有 OSA，对通气不足、呼吸暂停和上呼吸道塌陷过于敏感。应避免重复使用苯二氮䓬类药物等麻醉剂，因为这会导致药物效果延长。应始终提供充足的氧气作为所有镇静的标准方案。

a

1. 气道塌陷有可能吗？

    ● 马兰帕蒂评分高（图 b）、舌体肥大、下颌内缩、下颌下间隙致密、咽旁脂肪过多（图 c）和"拥挤"气道的患者更容易在使用镇静药物后发生气道塌陷。

2. 可以打开气道吗？

    ● 颈部和下颌骨是否有足够的活动性和活动范围来实施三步气道操作？粗短的颈部可能很难伸展。

3. 面罩通气会成功吗？

    ● 是否可以使用适当尺寸的面罩进行密封？面颊脂肪堆积、胡须和下颌骨后移会影响面罩紧密性。

    ● 是否可以通过球囊施加约 20mmHg 压力使气道完全打开？拥挤的上呼吸道可能导致不能充分通气。

    ● 腹部肥胖会限制肺扩张吗？

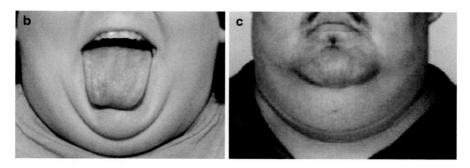

图 8.2　(a)实施镇静或麻醉前临床相关气道检查。(b)马兰帕蒂分级Ⅳ级。(c)咽旁和下颌下脂肪组织过多。

强有力的监测

考虑到患者反应的不可预测性和患者发生不良事件的可能性，需要积极和稳健地监测患者，以及对危险性做出高水平预判。需要监测的参数包括使用适当大小的袖带监测血压、Ⅱ导联动态心电图、脉搏血氧饱和度、呼气末 CO_2 波形图和气管前听诊。当对 OSA 患者使用麻醉药物时，应提供较长时间的麻醉恢复期监测。

人员和设备准备

所有参与人员应通过模拟练习进行反复训练和演习，以便能够处理所有紧急情况，特别是上呼吸道梗阻、呼吸暂停和低血压。医务人员对各项麻醉危机的处理参见

表 8.2。患者应避免取仰卧位，以尽量减少膈肌压力。肥胖患者通常需要通过仰头（前嗅位）来克服背部脂肪沉积。镇静过程中，紧急气道设备应在触手可及的范围内。

识别

肥胖通常相对容易识别。应记录所有患者的身高和体重，以便计算出 BMI。对于肌肉质量增加的患者，BMI 可能也会升高，但其不应被误判为超重、肥胖或病态肥胖。

管理

对通气不足的肥胖患者的管理应该像对任何患者一样，遵循结构化的流程。

1.注意通气不足的时间。

2.用纱布加压包扎手术部位。

3.推下颏，托下颌，使用口咽和（或）鼻咽通气道。

4.双人 PPV，使用 100% 氧气。

5.如果怀疑存在喉痉挛，考虑使用琥珀胆碱。

6.考虑使用氟马西尼和纳洛酮完全拮抗药物。

7.放置 LMA 或 iGel™LMA。

8.插管。

9.环甲膜穿刺。

尽管实施双人辅助通气和使用拮抗药物，但通气仍不满意，此时应立即决定

表 8.2　人员镇静计划

1.预案和计划（模拟、演习）

2.了解环境（暂停时间）

3.使用所有可用的信息

4.明智地分配注意力（察觉、过程和执行）

5.综合所有可用的资源（至少准备好一个备用计划）

6.使用辅助监测工具（简单、共享、结构化响应）

7.有效沟通（闭环指令，上级医生负责制）

8.分配工作量（对所有人员进行交叉培训，以便每个人都可以在没有他人提示的情况下采取行动）

放置高级气道。所选择的气道类型将取决于医生的经验和偏好。应先考虑放置一个 LMA 或 iGel®LMA。iGel®LMA 通常被认为更简单,能够比典型的 LMA 更快地完成插入。对肥胖患者进行插管具有挑战性,使用间接可视喉镜可能会有助于这一过程。

（雷洪燕　译）

推荐阅读

1. Jirapinyo P, Thompson CC. Sedation challenges: obesity and sleep apnea. Gastrointest Endosc Clin N Am. 2016;26:527–37.
2. Bray GA. Medical consequences of obesity. J Clin Endocrinol Metab. 2004;89:2583–9.
3. Cullen A, Ferguson A. Perioperative management of the severely obese patient: a selective pathophysiological review. Can J Anaesth. 2012;59:974–96.
4. Willis S, Bordelon GJ, Rana MV. Perioperative pharmacologic considerations in obesity. Anesthesiol Clin. 2017;35:247–57.
5. McGrew YM. Chapter 147: Anesthesia in the patient with extreme obesity. In: Trentman TL, et al., editors. Faust's anesthesiology review. Philadelphia: Elsevier; 2020. p. 461–4.
6. American Society of Anesthesiologists Task Force on Perioperative Management of patients with obstructive sleep apnea. Practice guidelines for the perioperative management of patients with obstructive sleep apnea: an updated report by the American Society of Anesthesiologists Task Force on Perioperative Management of patients with obstructive sleep apnea. Anesthesiology. 2014;120:268–86.
7. Castle N, Owen R, Hann M, Naidoo R, Reeves D. Assessment of the speed and ease of insertion of three supraglottic airway devices by paramedics: a manikin study. Emerg Med J. 2010;27:860–3.

第 9 章

阻塞性睡眠呼吸暂停综合征

Martin B. Steed，Austin Lyman

引言

OSA 是一种常见的医疗状况，涉及睡眠期间气道塌陷或睡眠相关状态(如麻醉时)。患有明显 OSA 的患者在麻醉下接受手术时极有可能出现术后并发症。目前没有针对 OSA 患者的基于门诊麻醉的循证指南。OSA 是围术期遇到的最常见的一种情况。60%的中度至重度 OSA 患者在接受手术时尚未确诊。OSA 患者的围术期发病率和死亡率取决于疾病的严重程度、麻醉方式及外科手术性质。

睡眠呼吸暂停的特点是出现呼吸暂停和(或)呼吸浅慢。呼吸暂停的定义是至少 10 秒内没有吸气气流，而呼吸浅慢的定义为气流减少至少 50%，持续 10 秒或更长时间。最终结果是氧饱和度降低和大脑活动增加导致苏醒。睡眠呼吸暂停可以是中枢性的，也可以是阻塞性的。

中枢性睡眠呼吸暂停的定义是中枢神经系统(CNS)缺乏呼吸动力。中枢性睡眠呼吸暂停在一般人群中是罕见的，但在有心房颤动、心力衰竭和脑卒中病史的患者中较为常见。OSA 的特点是气道解剖结构塌陷，导致睡眠效率低下和白天昏昏欲睡。此外，中枢性和 OSA 均可能导致某些并发症，包括高血压、肺动脉高压、脑血管意外、心律失常、代谢功能障碍和认知障碍。睡眠呼吸暂停综合征的诊断依靠多导睡眠图，然后依据图形计算呼吸暂停低通气指数(AHI)或呼吸紊乱指数(RDI)。AHI 指的是睡眠时每小时呼吸暂停和呼吸浅慢的次数。RDI 则是记录睡眠时呼吸费力并被惊醒(RERA)的状态，尽管其达不到呼吸暂停或呼吸浅慢的标准，但也会造成睡眠障碍。睡眠呼吸暂停的严重程度可以依据 AHI 进行计算(表 9.1)。

表 9.1　呼吸暂停–呼吸浅慢分级

AHI	呼吸暂停严重程度
<5	正常
5~14	轻度
15~29	中度
>30	重度

　　OSA 是多个解剖结构发生堵塞的后果,包括鼻部、鼻咽部和口咽部。特殊堵塞部位则包括鼻瓣膜区、鼻中隔、鼻甲、软腭、舌及咽。对于尚未确诊或已确诊的 OSA 患者,麻醉的关注点和挑战在于建立及维持气道、潜在的插管困难、降低的功能残气量及可能发生的术后气道塌陷。

预防

　　需要门诊镇静的患者可能患有 OSA。明确这些患者的诊断至关重要,只有明确诊断,才能对其进行危险评级,如果评估之后确定可以进行门诊麻醉,则应制订麻醉计划,以减少 OSA 患者的镇静相关风险。

　　评估应该从回顾既往史、手术史和家族史开始。众所周知,颅面畸形(小下颌或面中部发育不良)、肥胖、胃肠道应激性疾病、阻塞性气道疾病、脑血管疾病、红细胞增多症、心血管疾病(如原发性高血压或肺动脉高压、肺心病或心律失常)等疾病与 OSA 有关。用药史的评估主要包含特定的药物,如阿片类药物、乙醇或苯二氮䓬类药物,使用这些药物可能提示异常惊醒、呼吸动力学改变或呼吸肌活力降低。既往手术史,如胃肠手术(胃束带或胃旁路术)或其他手术[如扁桃体切除术、腺样体切除术、悬雍垂–腭–咽成形术(UPPP)、整形手术或唇腭裂修复手术]则提示可能存在 OSA。

　　对于有症状的患者,有各种各样的临床筛查工具可以帮助量化是否需要进一步进行客观诊断测试,以及帮助评估困难气道的可能性。最常见的睡眠问卷是 STOP-BANG,该方法被证实敏感性最高。问卷包括 4 个问题,包括打鼾、白天困倦、可观察到的呼吸暂停、需要治疗的高血压,再结合 4 个临床体征,即 BMI>35kg/m^2、年龄>50 岁、颈围和男性,据此可预测 OSA 的可能性。未明确诊断的患者患 OSA 的风险和此问卷得分呈正相关。其他筛查问卷包括 Epworth 睡眠评分(ESS)、柏林问卷、睡眠呼吸暂停临床评分、NoSAS 评分和多变量呼吸暂停预测仪(MVAP)。

OSA 患者有多种临床表现，因此体格检查对于诊断 OSA 和预测困难气道是必需的。BMI 较高、颈围较大(男性>17 英寸或女性>16 英寸)、甲颏间距短小是常见的临床征象。OSA 患者还存在多个易引起阻塞的潜在结构。故对于此类患者，还需评估鼻瓣区(Cottle 测试)、鼻中隔偏曲、鼻甲肥大、鼻炎、软腭过长、扁桃或舌体偏大，还要评估从属于上下颌骨的骨骼结构前后位移情况。下颌发育不良通常与 OSA 有关。如果病史和体格检查支持可疑 OSA 诊断，那么在实施门诊镇静或麻醉之前，应该先对患者进行多导睡眠图检查。确诊 OSA 的患者通常不适宜在门诊进行镇静，因为一旦发生紧急情况，门诊医生很难保持其气道通畅，也很难建立确切的气道。

针对 OSA 患者，以下几种方法可被用于降低其麻醉相关并发症风险。

术前

- 避免术前使用抗焦虑药物或镇静药物。
- 考虑使用质子泵抑制剂、抗酸剂或组胺–2 拮抗剂进行术前预防，以减少胃反流误吸的可能性。
- 根据理想体重计算诱导剂量。
- 根据理想的体重计算维持剂量。
- 患者体位选择半卧位或坐位。
- 让患者将 CPAP 面罩和(或)下颌矫正夹板带回家使用。

术中

- 密切监测生命体征：呼气末 CO_2、心前区听诊、脉搏氧饱和度、心电图及血压。
- 单纯使用局部麻醉。
- 使用局部麻醉联合笑气清醒镇静。
- 单独使用苯二氮䓬类药物(咪达唑仑)和阿片类药物(芬太尼)进行中度镇静。保守剂量为 0.05~0.1mg/kg 咪达唑仑和 0.5~1μg/kg 芬太尼。虽然此方案不太可能出现呼吸暂停，但考虑到 OSA 患者软组织过多，可能需要抬下颏或托下颌来辅助呼吸。
- 考虑使用其他药物替代阿片类药物，包括氯胺酮、对乙酰氨基酚、酮咯酸、右美托咪定和皮质类固醇。

- 避免使用可能导致呼吸暂停的无法逆转的药物,如异丙酚或美索比妥。
- 避免使用具有活性代谢物的长效阿片类药物(如氢吗啡酮或吗啡)。
- 尽快使用拮抗剂,包括氟马西尼(0.5mg)和纳洛酮(0.4mg)。
- 准备好合适的口咽或鼻咽通气道。
- 确保能够实施双人 PPV。
- 使用 4L/min 高流量纯氧通气来提高氧合。
- 确保 LMA 等其他辅助通气工具随时可用。
- 对此类患者进行气管插管可能具有挑战性;准备好合适的气管导管、管芯和视频喉镜备用。

术后

- 避免或尽量减少术后阿片类药物的使用。
- 考虑使用较弱的 μ 受体激动剂,如呼吸抑制作用较小的曲马朵。
- 考虑使用长效脂质局部麻醉药,如丁哌卡因,减少对术后阿片类药物的需要。
- 术后使用阿片替代品进行镇痛,如布洛芬、塞来昔布、酮咯酸、对乙酰氨基酚、加巴喷丁或普瑞巴林。
- 如果需要,术后可以考虑继续使用 CPAP 辅助通气帮助复苏。
- 恢复体位建议选择侧卧位或半卧位。

ASA 建议接受门诊手术的 OSA 患者在出院前至少观察 3 小时,以确保充分恢复并最大限度地减少气道丢失的可能。CPAP 装置应该被放在麻醉后恢复室(PACU)备用,这对之前已经在使用此类装置的患者有益。

识别

与 OSA 患者门诊镇静相关的并发症通常与气道阻塞和气道重建的挑战有关。我们有必要立即识别并发症并迅速启动治疗。不论是局部麻醉还是全身麻醉下的门诊手术,以下因素均有助于早期识别。

- 监测呼气末 CO_2 波形变化,这些变化可以提示呼吸暂停、呼吸频率降低和呼吸阻塞。
- 心前区听诊,以识别呼吸频率下降或者梗阻。
- 监测心电图,识别可能反映低氧血症的任何节律变化[心动过速、心动过缓、室性期前收缩(PVC)和交界性逸搏]。

- 监测脉搏氧饱和度，但值得注意的是监护仪上所显示的氧饱和度和临床实际的呼吸暂停之间有一段滞后时间。

早期发现困难气道能够为外科医生争取时间尽早处理。为了成功救治患者，必须在短时间内重新建立人工气道，对于呼吸完全暂停患者，可能只有 1~2 分钟，对于部分呼吸暂停患者，可能稍久一些。

管理

对于部分或完全气道梗阻，需要紧急处理，应考虑按照以下步骤进行。在进入后续步骤之前，应重新评估患者对每个步骤的反应。

- 停止手术进程，应使用带线的纱布包扎口腔深部的创口。
- 头部后仰、抬下颏或托下颌。
- 使用 Yankauer 大容量抽吸接头吸引口咽部。
- 使用俄罗斯夹或缝线将舌前拉。
- 考虑尽早插入稍微润滑的鼻咽通气道。
- 如有必要，插入口咽气道。
- 用带阀呼吸球囊实施双人通气，给予 15L/min 纯氧。
- 考虑使用拮抗剂，肌内注射或静推氟马西尼（0.5mg）或纳洛酮（0.4mg）。根据药物反应和患者个人情况调整用量。
- 考虑使用其他通气工具，如 LMA。
- 考虑插管，但要意识到由于 OSA 患者的 BMI、颈围、甲颏间距和下颌发育不良，可能发生插管困难。
- 如果需要建立可靠的气道，应考虑快速顺序诱导插管。
- 考虑用针头行环甲膜穿刺喷射通气。

（陈镜伊　译）

推荐阅读

1. Abuzaid AS, Al Ashry HS, Elbadawi A, et al. Meta-analysis of cardiovascular outcomes with continuous positive airway pressure therapy in patients with obstructive sleep apnea. Am J Cardiol. 2017;120:693–9.
2. Oksenberg A, Gadoth N. Positional patients (PP) and non positional patients (NPP) are two dominant phenotypes that should be included in the phenotypic approaches to obstructive sleep apnea. Sleep Med Rev. 2018;37:173–4.

3. Carberry JC, Amatoury J, Eckert DJ. Personalized management approach for OSA. Chest. 2018;153:744–55.
4. American Society of Anesthesiologists Task Force on Perioperative Management of patients with obstructive sleep apnea. Practice guidelines for the perioperative management of patients with obstructive sleep apnea: an updated report by the American Society of Anesthesiologists Task Force on perioperative management of patients with obstructive sleep apnea. Anesthesiology. 2014;120:268–86.
5. Halle TR, Oh MS, Collop NA, Quyyumi AA, Bliwise DL, Dedhia RC. Surgical treatment of OSA on cardiovascular outcomes: a systematic review. Chest. 2017;152:1214–29.
6. Javaheri S, Barbe F, Campos-Rodriguez F, et al. Sleep apnea: types, mechanisms, and clinical cardiovascular consequences. J Am Coll Cardiol. 2017;69:841–58.
7. Martinot JB, Le-Dong NN, Crespeigne E, et al. Mandibular movement analysis to assess efficacy of oral appliance therapy in OSA. Chest. 2018;154:1340–7.
8. Yuan I, Sinha AC. Chapter 6: Obesity and nutrition disorders. In: Fleisher LA, editor. Anesthesia and uncommon disorders. Philadelphia: Elsevier; 2012.
9. Pardo MC, Miller RD. Basics of anesthesia. 7th ed. Philadelphia: Elsevier; 2018. p. 849–56.
10. Reutrakul S, Mokhlesi B. Obstructive sleep apnea and diabetes: a state of the art review. Chest. 2017;152:1070–86.
11. Senaratna CV, Perret JL, Lodge CJ, et al. Prevalence of obstructive sleep apnea in the general population: a systematic review. Sleep Med Rev. 2017;34:70–81.

第 10 章

张口困难

Martin B. Steed，Kacy Wonder

引言

张口困难的广义定义为口腔张开受限。张口困难的原因有很多。轻度至中度张口困难应相对于患者的基线或术前张口度，这是因为患者的最大张口度(MIO)因人而异。正常值的下限为女性35mm，男性40mm。诊断标准/颞下颌关节病(DC/TMD)将张口困难定义为最大辅助开口(包括重叠的垂直切缘部分)<40mm。最大张口度为40mm的标准可能太高，在本章中，张口困难被定义为最大张口度≤30mm。严重张口困难被定义为不能置入直接喉镜、视频喉镜或插入声门上气道(SGA)。

张口困难的严重程度往往有助于诊断和制订可能的治疗方案。张口困难可能继发于疼痛或来自颞下颌关节、冠状突、咀嚼肌或软组织的机械性受限。区分疼痛和机械性受限至关重要，因为即使是深度镇静或全身麻醉，也不可能将口腔打开更多。作为常规检查的一部分，需要对MIO进行专门检查。这有助于确定受限的最大张口度是"软性"还是"硬性"。要求患者最大限度地张口，然后用拇指和中指进一步拉伸有助于诊断。应提醒患者这可能会引起疼痛。无法进一步增加张口说明限制是机械性的。如能进一步打开，则是疼痛性的。

麻醉的选择(局部麻醉或深度镇静/全身麻醉)必须部分基于最大张口度。其还影响患者究竟是去门诊、日间手术中心(ASC)还是医院。对于失去气道保护的张口困难患者，在建立和维持气道方面面临重大挑战。可以尝试使用带阀呼吸球囊面罩进行双人通气，头后仰、抬下颏、托下颌，以及联合鼻咽或口咽通气道，这些通常已经足够。当这些干预措施不足以应付通气时，应注意放置直接喉镜(DL)通常需要张口度为 40mm,这不适用于张口困难的患者。视频喉镜需要较小的张口度,但仍然可能存在困难。这些因素使得对此类患者插管非常具有挑战性,并且在紧急情况下不太可能成功。应考虑使用声门上通气工具,因为这不需要使用直接或间接喉镜。然而,张口困难也是声门上气道建立失败的危险因素。张口困难患者存在的这些气道挑战使得大多数门诊手术只能在单独局部麻醉下完成,或者需要将患者转运至 ASC 或医院。

病因

张口困难的原因有很多。OMS 医生可能遇到以下这些情况。这些患者的手术可能相对简单,但应制订详尽的麻醉方案(表 10.1)。

预防

术前评估

张口困难可能影响气道建立和维持,知道这一点至关重要。如果出现麻醉紧急情况,门诊医生必须有多个计划。首要措施包括带阀呼吸球囊双人辅助通气,头后仰、抬下颏、托下颌,联合使用鼻咽和(或)口咽气道。如果上述措施失败,门诊医生要有应急预案,这点至关重要。外科医生应评估据患者的最大张口度,再结合自己的偏好和(或)经验判断是否可以对患者进行插管或置入声门上气道。如果不能,则有必要单独实施局部麻醉或将患者转运至日间手术中心/医院。后者能够实施清醒纤维支气管镜引导的经鼻插管, 这是最可靠的管理张口困难和可预见的困难气道的技术。

对筋膜间隙/牙源性感染患者进行麻醉前评估的一个挑战是患者在镇静后能否充分张口。除非检查表明疼痛是张口受限的主要因素,否则应该持怀疑态度。此外,口底、内侧、外侧咀嚼肌间隙感染通常会影响最大张口度,导致插管成为重大挑战。

药物选择

深度镇静和全身麻醉表明给药后麻醉的不同深度。门诊医生可能开始计划进行轻度镇静,但最终的麻醉平面却比预期更深。尽管呼吸暂停通常可以通过双人 BVM 辅助通气,头后仰、抬下颏、托下颌,以及联合鼻咽或口咽通气道解决。但谨慎的做法依然是做好少数患者需要额外气道的准备(声门上气道、插管或环甲膜

表 10.1 张口困难的病因

张口困难的可能病因

感染

  牙源性筋膜间隙脓肿

  骨髓炎

  破伤风

  腮腺脓肿

  脓毒性颞下颌关节炎

肿瘤

  咽癌

  恶性肿瘤导致的咀嚼肌间隙增宽

  头颈部肿瘤放射治疗后

  头颈部肿瘤消融和切除重建后

炎症

  颞下颌关节强直

  骨关节炎

  类风湿关节炎

  硬皮病/系统性硬化症

  强直性脊柱炎

  骨化性肌炎

  冠状突肥大

外伤

  下颌骨骨折

  颧骨或颧弓骨折

  颞下颌关节外伤性关节血肿或髁状突/中颅窝穿孔

  咀嚼肌间隙血肿

  翼状窝肉内侧注射术后血肿

先天畸形

  皮尔罗宾症

  赫克特综合征

  克里斯波尼综合征

  远端关节挛缩 2A 和 2B

  Van der Woude 综合征

  牙关紧闭症(TPS)

神经源性

  癫痫持续状态

  帕金森病

颞下颌关节病

  颞下颌关节紊乱综合征

  口面部肌张力障碍

恶性高热

切开)。选择麻醉药物时应重点考虑选择呼吸抑制作用小的药物。产生较轻镇静作用的药物剂量有较大的个体差异。理想体重、BMI、年龄、既往麻醉药物暴露史都应考虑到。应避免使用丙泊酚和美索比妥等容易导致呼吸暂停的药物。当联合使用中等剂量的苯二氮䓬类药物和麻醉药物时,极少可能发生呼吸暂停。如果导致了呼吸暂停,其也是可逆的。但丙泊酚和美索比妥却并非如此。还应考虑使用氯胺酮,因为这种分离麻醉剂有中等程度的呼吸兴奋作用。以下是药物的保守起始负荷剂量。

- 咪达唑仑 0.05mg/kg,静脉注射。
- 芬太尼 0.5μg/kg,静脉注射。
- 氯胺酮 0.5mg/kg,静脉注射。

识别

不要等到紧急情况发生时才识别出患者有张口困难。在麻醉前评估期间识别张口困难至关重要。此时允许修改麻醉计划和手术地点。就所有的门诊麻醉而言,通过标准监测很容易识别呼吸暂停。呼气末 CO_2 下降和无呼吸音(心前区听诊)会立即提醒门诊医生患者存在呼吸暂停。大多数的呼吸暂停是短暂的,不需要干预。从呼吸暂停开始到干预的时间不应超过 30 秒。除非建立气道,否则脉搏氧饱和度下降、心动过速/心动过缓及血压下降会随着时间(分钟)的推移而发生。

管理

应立即停止手术操作,若口腔深部有创口,应使用带线的纱布进行填塞。使用双人 BVM 辅助通气,头后仰、抬下颏、托下颌,以及联合使用鼻咽或口咽通气道。如果上述措施没有成功,应运用拮抗药和(或)使用声门上通气工具或者环甲膜切开建立气道。当单独或联合使用咪达唑仑和麻醉剂时,可以使用拮抗药物。

- 咪达唑仑可用 0.5mg 氟马西尼拮抗(静脉注射)。
- 芬太尼可用 0.4mg 纳洛酮拮抗(静脉注射)。

拮抗后对患者进行仔细评估很重要,即使在麻醉后恢复室,也可能需要额外或重复使用剂量。

(田伟 译)

推荐阅读

1. Beddis HP, Davies SJ, Budenberg A, Horner K, Pemberton MN. Temporomandibular disorders, trismus and malignancy: development of a checklist to improve patient safety. Br Dent J. 2014;217:351–5.
2. Estabrooks L. Morbidity and mortality. In: Bosack B, Liebleich S, editors. Anesthesia complications in the dental office. Oxford: Wiley; 2015. p. 293–8.
3. Rosenblatt WH. Development of an airway management plan. In: Hagberg C, editor. Benumof and Hagberg's airway management. 3rd ed. Philadelphia: Saunders; 2012. p. 197–202.
4. Saito T, Liu W, Chew ST, Ti LK. Incidence of and risk factors for difficult ventilation via a supraglottic airway device in a population of 14,480 patients from South-East Asia. Anaesthesia. 2015;70:1079–83.
5. Jain U, McCunn M, Smith CE, Pittet JF. Management of the traumatized airway. Anesthesiology. 2016;124:199–206.
6. Jaskolka MS, Eppley BL, van Aalst JA. Mandibular coronoid hyperplasia in pediatric patients. J Craniofac Surg. 2007;18:849–54.
7. Wallender A, Ahson I, Steinberg B. Neonatal coronoid hyperplasia: a report of a case and concepts to promote early diagnosis and treatment. J Oral Maxillofac Surg. 1615;2015(73):e1–7.

第 11 章

心律失常

Steven M. Roser，Dimitri Cassimatis

引言

据报道,严重的心脏不良事件(MACE)占外科患者术后死亡原因的 1/3。然而,在深度镇静/全身麻醉下,门诊口腔手术期间和术后的 MACE 发生率非常低。这是因为在深度镇静/全身麻醉下,处于 ASA Ⅰ~Ⅱ级的接受口腔手术的患者总体上是健康的。此外,OMS 医生和门诊工作人员进行的大量麻醉培训也为门诊麻醉提供了安全的环境。

为了处理门诊外科手术中发生的心律失常,OMS 医生必须熟悉心脏传导系统、各种心律失常的机制,以及心律失常的预防、识别和处理。主要不良心脏事件包括 MI 或新发心律失常,在接受非心脏手术的患者中相对常见,报道的发生率为 5%。深度镇静/全身麻醉下门诊口腔外科手术期间,心律失常的发生率尚不清楚。深度镇静和全身麻醉均可抑制呼吸,同时也可能导致心血管不良事件发生,包括低血压、高血压、心动过速、心动过缓、心肌缺血、MI 和心律失常。

心室收缩的正常周期始于窦房结并通过心房传播,心电图上产生 P 波并导致心房收缩。该脉冲被传输到房室结并沿浦肯野纤维下行传导,使心室去极化,导致心室收缩,心电图产生 QRS 波群。心肌复极发生在 ST 间期。12 岁以上人群的正常心室率通常为 55~85 次/分(图 11.1)。

心律失常的发生分为 3 类:①自律性增加;②达到动作电位阈值后去极化引起的触发活动;③房室折返运动。一些心律失常不会产生任何明显的症状,而另一些则会导致严重的缓慢性心律失常或快速性心律失常,从而导致头晕、心悸、呼吸急促和胸痛等症状。患者可能会经历明显的血流动力学波动,导致心肌缺血、心力衰

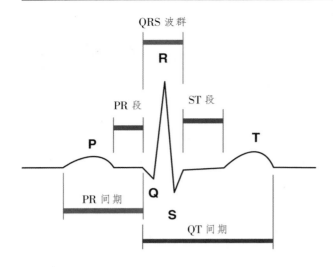

图 11.1　正常心脏传导周期；PR 间期：心房收缩。QRS，心室收缩。(https://www.pngwave.com/png-clip-art-dfwxp)

竭，甚至死亡。急性心律失常的治疗侧重于建立允许足够心输出量的心率，并识别和治疗潜在的心律失常。心律失常的治疗可能包括：电除颤，使用 Na^+、Ca^{2+} 和（或）K^+ 通道阻滞剂，或者使用减弱交感神经系统活动的药物。

对于某些特殊的患者、手术类型和麻醉药物，术中心律失常的发生率更高。这些患者包括既往有心脏病病史、颅内疾病患者和老年患者。虽然三叉神经反射比眼心反射少得多，但当刺激三叉神经的感觉分支时，三叉神经心反射也可导致心律失常。某些麻醉药物也可能导致术中心律失常，包括吸入性麻醉剂（如七氟醚），七氟醚可延长 QT 间期。电解质异常，尤其是与 K^+ 和 Mg^{2+} 有关的电解质异常，也可能导致心律失常。

心律失常可以用各种方式分组。常见的分组方法包括缓慢性心律失常和快速性心律失常、窦性心律失常，以及房性和室性心律失常。典型的无脉节律包括快速室性心动过速、心室颤动和无脉电活动（PEA）。严重的心脏传导阻滞（房室结阻滞）可能会减慢从心房到心室的传导，范围从临床上不明显（PR 间期延长）到严重的心律失常（心室传导完全丧失）。心脏停搏是心室无电活动的一种特殊情况（表 11.1）。

预防

对于在深度镇静/全身麻醉下接受门诊手术的患者，需要询问详细的病史，同时进行相关检查。由此产生的风险评估和分类可能有助于识别那些有心律失常风险的患者。对慢性心律失常（如心房颤动）、使用心脏起搏器或自动心内除颤器（AICD）的患者应进行识别。与患者的初级保健医生或心脏科医生仔细讨论风险分层并确定最理想的手术地点（门诊或医院）至关重要。明确何种心律失常会对患者产生何

表 11.1　有脉搏的心律失常

窦性心律失常	房性心律失常	室性心律失常
窦性心动过缓	房性期前收缩	室性期前收缩
窦性心动过速	室上性心动过速	室性心动过速(快速时可能无脉搏)
	心房颤动	
	心房扑动	

种血流动力学影响仍然很重要,即使他们目前处于正常的窦性心律。如果必须使用深度镇静/全身麻醉,需要对安装起搏器或 AICD 的患者进行门诊管理,同时由心脏病专家或心律失常设备专家进行围术期指导。同样的,有严重心脏病和心律失常病史的患者也不适合在门诊实施深度镇静/全身麻醉。心律失常的发生可使心肌缺血迅速加重,进一步影响患者的血流动力学稳定性。

对于在深度镇静/全身麻醉下进行门诊手术的所有患者,监测必须包括连续心电监测和每隔 5 分钟或更短时间的无创性血压监测、脉搏血氧饱和度和呼气末 CO_2 监测。对于所有患者,必须有一名指定的训练有素的医生在场,以监测患者并进行用药管理。心律失常最常出现在心电监护仪上。应首先停止手术操作,并思考以下问题。

1.患者的血流动力学稳定吗,有令人满意的血压和脉搏吗?

2.心率如何?

3.节律是否规则?

4.每个 QRS 波群都有一个 P 波吗?

5.QRS 波形正常吗?

识别和管理

窦性心动过速(图 11.2)

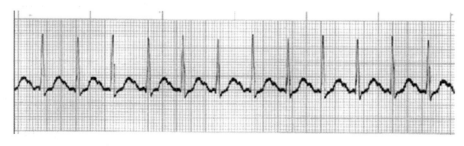

图 11.2　窦性心动过速。(Adapted from:www.practicalclinicalskills.com)

- 心率：通常低于 150 次/分，但在年轻患者中可高达 200 次/分。
- 心律：正常。
- P-QRS 比率：1:1。
- QRS：正常宽度。

管理

窦性心动过速通常是自限性的，不需要治疗。然而，老年患者可能无法耐受快速心率，快速心率会导致低血压、心输出量减少和心绞痛。治疗重点在于寻找心动过速的潜在原因（如疼痛、焦虑、出血、缺氧或药物过敏）。应避免使用减慢心率的药物来治疗窦性心动过速，因为窦性心动过速通常是代偿性的，减慢心率会导致严重的低血压。相反，应该找到主要原因并直接治疗（图 11.3）。

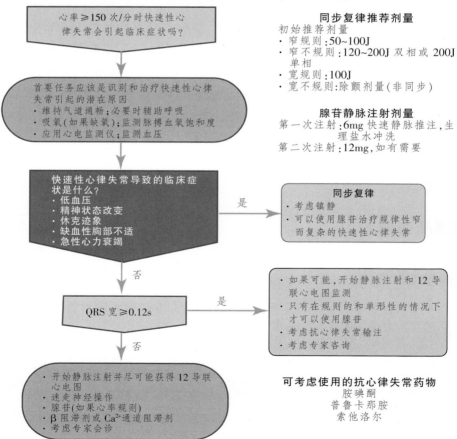

图 11.3　AHA/ACLS 心动过速的处理流程。（©2016. Jeffery Media Productions, with permission）

窦性心动过缓（图 11.4）

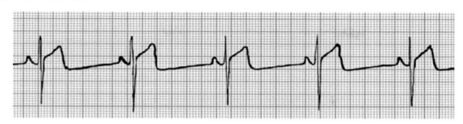

图 11.4　窦性心动过缓。（Adapted from：www.practicalclinicalskills.com）

- 心率：<50 次/分。
- 心律：规则。
- P-QRS 比率：1:1。
- QRS：正常宽度。

管理

如果患者血流动力学稳定，不需要立即治疗。如果心动过缓导致低血压、心绞痛或精神状态改变，应开始治疗（图 11.5）。

房性期前收缩（图 11.6）

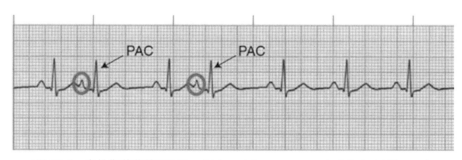

图 11.6　房性期前收缩（PAC）。（Adapted from：www.practicalclinicalskills.com）

- 心率：可变。
- 心律：不规则。
- P-QRS 比率：1:1。
- P 波：房性期前收缩 P 波可能正常或异常。
- QRS：正常宽度。

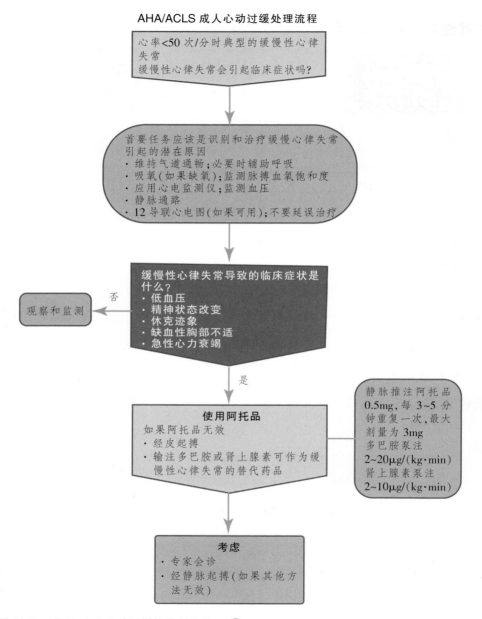

图 11.5　AHA/ACLS 心动过缓的处理流程。（©2016. Jeffery Media Productions, with permission）

管理

间歇性房性期前收缩可不予治疗。

阵发性室上性心动过速(图 11.7)

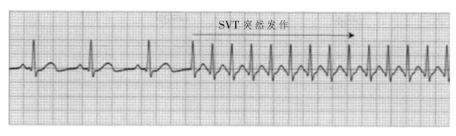

图 11.7　阵发性室上性心动过速。(Adapted from：www.practicalclinicalskills.com)

- 心率：正常,180~300 次/分。
- 心律：正常。
- P-QRS 比率：1:1。
- QRS：正常宽度。

管理(见图 11.3)

可能导致低血压、精神状态改变和心绞痛,治疗如下。

- 颈动脉按摩或 Valsalva 动作手法复律。
- 静脉推注 6mg 腺苷,使用生理盐水冲洗管道。可重复静脉推注 12mg 腺苷,使用生理盐水冲洗管道。
- 艾司洛尔,负荷剂量为 0.5mg/kg,静脉注射,注射时间大于 1 分钟,然后静脉维持：开始 0.05μg/(kg·min)静脉泵注 4 分钟,可增加至 0.2μg/(kg·min)。
  - 如果 5 分钟后 HR/BP 未得到控制,重复注射(即 0.5mg/kg 静脉注射大于 1 分钟),然后开始静脉泵注 0.1μg/(kg·min)。
  - 如果需要,可以进行第三次静脉注射。然后静脉泵注 0.1μg/(kg·min)进行维持。
  - 甚至可能需要更高的维持剂量,最高可达 0.25~0.3μg/(kg·min)。
- 心率：可变,心房率为 350~500 次/分,心室率为 30~170 次/分。

心房颤动(图 11.8)

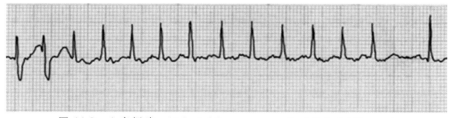

图 11.8　心房颤动。(Adapted from：www.practicalclinicalskills.com)

- 心律:不规则。
- P-QRS 比率:可变。
- QRS:正常宽度。

管理(如果心动过速,参见图 11.3;如果心动过缓,参见图 11.5)

最初的治疗取决于心室率、低血压、精神状态改变和心绞痛是否存在,治疗如下。

- 静脉推注 6mg 腺苷,使用生理盐水冲洗管道。可重复静脉推注 12mg 腺苷,使用生理盐水冲洗管道。
- 同步电复律。

心房扑动(图 11.9)

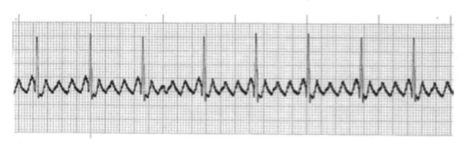

图 11.9   心房扑动。(Adapted from:www.practicalclinicalskills.com)

- 心率:可变,心房率为 250~300 次/分,心室率为 150 次/分。
- 心律:不规则,但如果传导节律为 2:1 或更大,心律可规则。
- P-QRS 比率:可变。
- QRS:正常宽度。

管理(见图 11.3)

最初的治疗取决于心室率、低血压、精神状态改变和心绞痛是否存在,治疗如下。

- 静脉推注 6mg 腺苷,使用生理盐水冲洗管道。可重复静脉推注 12mg 腺苷,使用生理盐水冲洗管道。
- 同步电复律。

一度房室传导阻滞(图 11.10)

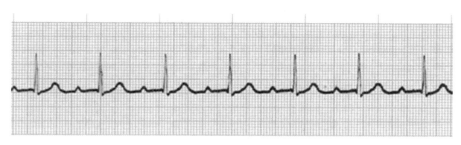

图 11.10　一度房室传导阻滞。(Adapted from：www.practicalclinicalskills.com)

- 心率：60~100 次/分。
- 心律：正常。
- P-QRS 比率：1:1(PR 间期增加)。
- QRS：正常宽度。

管理

不需要治疗。

二度 Ⅰ 型房室传导阻滞(图 11.11)

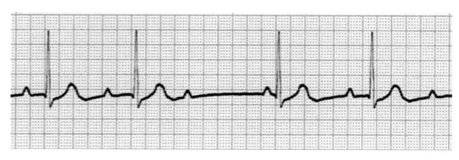

图 11.11　二度 Ⅰ 型房室传导阻滞(文氏阻滞)。(Adapted from：www.practicalclinicalskills.com)

- 心率：正常到缓慢。
- 心律：不规则。
- P-QRS 比率：PR 间期逐渐延长,直到 P 波后 QRS 波脱落。

管理

不需要治疗。

二度Ⅱ型房室传导阻滞（图 11.12）

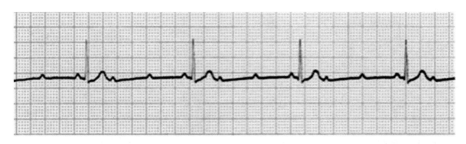

图 11.12　二度Ⅱ型房室传导阻滞（莫氏型）。（Adapted from：www.practicalclinicalskills.com）

- 心率：正常至缓慢。
- 心律：不规则。
- P-QRS：PR 间期固定，每隔一个或数个心动周期出现一个或数个心室漏搏。
- QRS：正常宽度。

管理

- 有症状时经皮起搏，紧急时经静脉起搏。

三度房室传导阻滞（图 11.13）

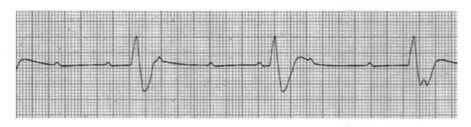

图 11.13　三度房室传导阻滞。（Adapted from：www.practicalclinicalskills.com）

- 心率：慢心室率。
- 心律：心房率和心室率均正常，但均分离。
- P-QRS：分离。
- QRS：正常或增宽取决于心室逃逸机制。

管理

- 有症状时经皮起搏，紧急时经静脉起搏。

室性期前收缩(图 11.14)

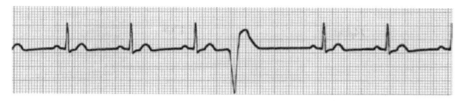

图 11.14　室性期前收缩。(Adapted from:www.practicalclinicalskills.com)

- 心率:正常。
- 心律:不规则。
- P-QRS 比率:异位搏动前无 P 波。
- QRS:异位搏动较宽。

管理

- 偶发室性期前收缩不需要治疗。
- 连续 3 次或 3 次以上的室性期前收缩被认为是室性心动过速,应遵循室性心动过速的处理(见下文)。

室性心动过速(图 11.15)

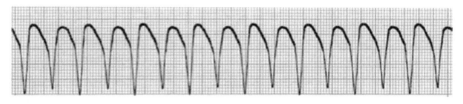

图 11.15　室性心动过速。

- 心率:100~250 次/分。
- 心律:正常。
- P-QRS:无 P 波。
- QRS:宽大畸形。

管理

- 取决于是否有效灌注(脉搏和血压)。
- 管理包括 AHA/ACLS 处理流程(图 11.16)。
- 无症状的非持续性室性心动过速通常观察或用 β 受体阻滞剂治疗。

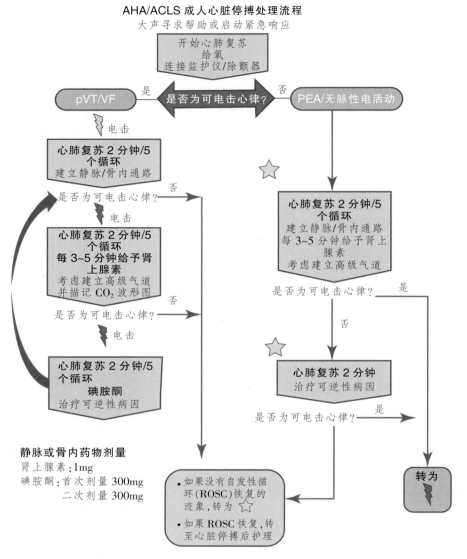

图 11.16　AHA/ACLS 心脏停搏的处理流程。pVT/VF，心室颤动/无脉性室性心动过速；PEA，心脏停搏。（©2016. Jeffery Media Productions, with permission）

心室颤动（图 11.17）

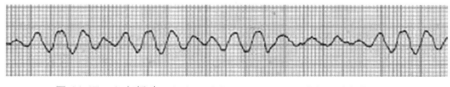

图 11.17　心室颤动。（Adapted from：www.practicalclinicalskills.com）

- 心率:0。
- 心律:混乱。
- P-QRS:无。
- QRS:无。

管理

- 参见 AHA/ACLS 处理流程(见图 11.16)。

无脉性电活动(图 11.18)

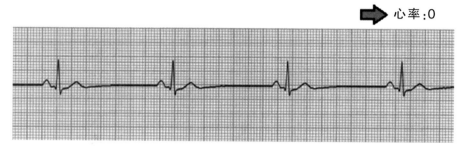

心率:0

图 11.18　无脉性电活动。(Adapted from:www.practicalclinicalskills.com)

- 心率:0。
- 心律:心律看似正常,但无脉搏活动。
- P-QRS:正常。
- QRS:正常。

管理(图 11.16)

- 参见 AHA/ACLS 处理流程(见图 11.16)。
- 考虑以下原因并进行适当处理。

表 11.2　无脉性电活动的原因与处理

低血糖	脓毒血症
低钾血症/高钾血症	心脏压塞
低体温	张力性气胸
低氧血症	肺栓塞
酸中毒	创伤

心脏停搏（图 11.19）

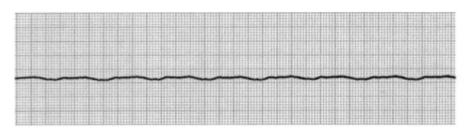

图 11.19 心脏停搏。(Adapted from：www.practicalclinicalskills.com)

- 心率：无。
- 心律：直线。
- P-QRS：无。
- QRS：无。

管理

- 参见 AHA/ACLS 处理流程（见图 11.16）。

（蒋飞 译）

推荐阅读

1. Landesberg G, Beattie WS, Mosseri M, Jaffe AS, Alpert JS. Perioperative myocardial infarction. Circulation. 2009;119:2936–44.
2. Ostroff LH, Goldstein BH, Pennock RS, Weiss WW Jr. Cardiac dysrhythmias during outpatient general anesthesia – a comparison study. J Oral Surg. 1977;35:793–7.
3. Pannell LM, Reyes EM, Underwood SR. Cardiac risk assessment before non-cardiac surgery. Eur Heart J Cardiovasc Imaging. 2013;14:316–22.
4. American Dental Association Guidelines for the use of sedation and general anesthesia by general dentistis. (As adopted by the October 2007 ADA House of Delegates). Available at http://www.ada.org
5. Schwartz P, editor. Anesthesia, Oral and maxillofacial surgery clinics of North America, Vol. 25, No. 3. Philadelphia: Elsevier; 2013.

第 12 章

心肌梗死

Dimitri Cassimatis，Gary F. Bouloux

引言

MI 是由心肌灌注严重减少导致的心肌缺血坏死。其通常发生在冠状动脉疾病（CAD）患者。坏死的程度和大小取决于冠状动脉阻塞的位置和严重程度。这与不稳定型心绞痛相反，在不稳定型心绞痛中，动脉的部分或完全阻塞与组织坏死无关。MI 和不稳定型心绞痛被定义为急性冠脉综合征（ACS），可能导致心律失常或心源性猝死。

所有 ACS 在病理生理学上是相似的，即不稳定的动脉粥样硬化斑块破裂，随后在该处出现血栓，导致冠状动脉灌注能力急性或亚急性下降。当完全闭塞后，一般会导致 ST 段抬高心肌梗死（STEMI）。相反，非 ST 段抬高心肌梗死（非 STEMI）和不稳定型心绞痛通常与部分闭塞有关。

ACS 通常表现为以下任何一种情况。

- 休息时出现长时间的心绞痛。
- 心绞痛的发生与微小的活动有关，包括走过一个街区或爬一段楼梯。
- 心绞痛变得更频繁、更严重，或持续的时间比个人通常经历的时间长。

预防

预防 MI 的最初步骤包括风险分层，以确定可能处于高风险的人群。CAD 患者可能完全没有症状，因此识别这些人具有挑战性。CAD 的危险因素包括糖尿病、高血压、吸烟、高胆红素血症和 CAD 家族史。无论病因如何，CAD 都会因动脉粥样硬化导致冠状动脉变窄。胆固醇、脂肪沉积和钙质在冠状动脉壁内积累导致狭窄。动脉粥样硬化斑块可能继续形成,导致狭窄(最终导致稳定型心绞痛);斑块也可能破裂,由血栓形成导致突然的急性阻塞(导致 ACS)。尽管 MI 不能预防,但可以通过健康饮食、运动、戒烟和保持正常体重来降低风险。

如果患者没有 CAD 病史,也没有危险因素,降低围术期 MI 的风险可能是一个挑战。但值得庆幸的是,这类患者的风险已经很低。对于有危险因素但没有已知 CAD 的患者,重点是对其危险因素进行适当管理,如高血压和糖尿病。对于患有 CAD 或既往有 MI 病史的患者,以下药物已被证明可以降低围术期 MI 的风险,并应在围术期继续使用。

- 每天小剂量使用阿司匹林(81mg)。
- 他汀类药物。
- 血管紧张素转换酶抑制剂,但手术前立即服用的剂量除外。
- β 受体阻滞剂,如果术前使用稳定的治疗方案>2 周。
- 大多数被用于稳定治疗方案的降压药物。

对已接受经皮冠状动脉成形术(PCA)的 MI 患者通常采用双联抗血小板治疗(DAPT)。这包括在低剂量阿司匹林的基础上使用糖蛋白Ⅱb/Ⅲa 抑制剂(如阿昔洛韦或艾普巴肽,静脉注射)或 ADP 拮抗剂(如氯吡格雷、替卡格雷或普拉格雷,口服)。阿司匹林在围术期应始终继续使用。对于球囊血管成形术、裸金属支架、大多数当前一代药物洗脱支架,糖蛋白Ⅱb/Ⅲa 抑制剂或 ADP 拮抗剂应不间断地持续使用至少 14 天、30 天和 3 个月。也就是说,在任何 ACS 之后,DAPT 通常要持续一整年,在 1 年内必要时可中断,但要经过最小治疗期。美国心脏病学会(ACC)建议在 MI 后至少等待 6 个月才能进行择期手术。随着手术的紧急性增加,间隔时间可能需要缩短,时间应根据患者的具体情况而定,由心脏病专家和外科医生对风险和收益进行多学科讨论。一般来说,MI 和随后的非心脏手术间隔的时间越长,再次发生 MI 的风险就越低。

在任何已知有 CAD 的患者进行择期手术之前,特别是在过去 1 年内发生过 ACS 的患者,建议心脏病专家对其进行术前风险评估,并做出详细和个性化的围术期药物管理建议。其他对门诊 OMS 医生有益的策略包括围术期局部麻醉和全身麻醉的调整。

局部麻醉

使用最少的局部麻醉药剂量提供充分和完善的局部麻醉,以减少肾上腺素的分泌。对于健康患者,建议使用的局部麻醉药最大剂量是由局部麻醉剂可能引起的心脏和中枢神经系统的毒性所决定的。对心脏病患者而言,使用局部麻醉药的最大剂量应根据心律失常和 ACS 发生的可能性来决定(表 12.1)。

全身麻醉

为 CAD 患者提供有意识的、中度或深度的镇静可以将 ACS(包括 MI)的风险降到最低。这需要通过鼻罩或鼻导管提供足够的氧气。需要使用脉搏血氧仪和呼气末 CO_2 连续监测给氧是否充分。使用心血管参数变化最小的药物是至关重要的。苯二氮䓬类药物和阿片类药物,如咪达唑仑和芬太尼,是理想的选择,在适当滴定的情况下,不太可能产生血压、心率或呼吸频率的显著波动。许多因素会影响对这些药物的反应,因此也需适当调整剂量。以下的剂量建议被认为是相对安全的。

- 咪达唑仑 0.05~0.1mg/kg。
- 芬太尼 1μg/kg。

使用异丙酚和巴比妥类药物,虽然在健康患者中很有效,但可能导致心血管参数的改变,有可能增加心肌耗氧量和包括 MI 在内的 ACS 的风险。在门诊使用这些药物时需要极度谨慎。

识别

识别 MI 包含许多要素,包括出现的症状、体征、心血管变化(血压和心率),以及 ECG 的变化。典型的症状包括胸痛或胸闷,可能放射到左臂、颈部和(或)下颌。患者还可能出现头晕、焦虑、疲劳、呼吸急促、恶心和呕吐。体征包括皮肤黏湿、出汗

表 12.1 健康人群和心脏病患者的局部麻醉用药剂量

局部麻醉	不使用肾上腺素的最大剂量(健康人群)	使用肾上腺素的最大剂量(健康人群)	使用肾上腺素的最大剂量(心脏病患者)
利多卡因	4mg/kg	7mg/kg	2.2 单剂 [a]
丁哌卡因	2mg/kg	2mg/kg	4.5 单剂 [a]
甲哌卡因	5mg/kg	NA	NA
阿替卡因	NA	7mg/kg	2.2 单剂 [a]

[a] 单剂含 1.8mL。

和心悸。这些症状在局部麻醉下进行的手术中更容易被识别。当患者处于镇静状态时，识别 MI 更具挑战性，因为交感神经对 MI 的反应是迟钝的。对于糖尿病患者，还有一个额外的挑战，因为自主神经病变也可能掩盖患者的症状体征，疼痛可能不典型或不存在，从而导致悄无声息的梗死。

心率和血压的急性变化可能是局部麻醉、镇静和手术刺激等多种因素干预的结果。当外科医生面对不明原因的心血管参数变化时，必须继续考虑对 MI 和肺栓塞进行鉴别诊断。

ECG 仍然是识别心脏缺血或 MI 的极好方法。12 导联 ECG 提供了最大的敏感性，能够识别大多数 MI，但通常不适用于日常情况。标准 3 导联 ECG 提供的信息较少，但可以识别 I、II 和 III 导联的大部分节律变化。II 导联通常是大多数监护仪上的默认导联，可以识别大多数下壁和一些侧壁的 MI。

心电节律解读

判断心肌缺血性变化需要对正常的 PQRST 复合波有基本的了解（图 12.1）。而识别心肌缺血或 MI 取决于对危险的节律（例如，室性心动过速）或 ST 和 T 波外观变化的识别。尽管 12 导联 ECG 检测 MI 的敏感性和特异性更高，但在深度镇静和全身麻醉期间常规使用 II 导联进行监测也能使许多 MI 被识别。如果怀疑 MI，更改显示器选择，以查看 I 和 III 导联也可能有助于识别该过程。

MI 的关键性 ECG 变化包括 ST 段抬高和压低，T 波倒置。Q 波的改变可能代表陈旧性 MI，而不是急性 MI，因为病理性 Q 波通常在 MI 后几个小时才能显现。单个导联节律的变化将取决于几个因素，包括缺血/梗死的解剖位置、被监测的导联，以及缺血/梗死发生在内皮下还是透壁。ECG 诊断 MI 需要两个相邻的导联（图 12.2）。这对深度麻醉或全身麻醉的患者来说是具有挑战性的。在这种情况下，在单个导联上存在的任何变化都是具有高度暗示性的，并应立即进行进一步评估。

ST 段压低或抬高

ST 段压低或抬高提示心肌缺血或 MI。ST 段压低可能呈水平或倾斜模式（图 12.3）。ST 段抬高也可能具有不同的模式（图 12.4）。

MI 的确诊需要使用血液检查来确定心肌酶，包括肌钙蛋白和 CK-MB（肌酸激酶的 MB 同工酶）。

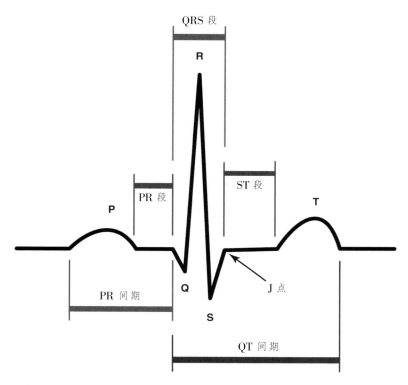

图 12.1　基本 PQRST 波形。（Adapted from ECGs in Acute Myocardial Infarction, ACLS Medical Training at https://www.aclsmedicaltraining.com/ecg-in-acute-myocardial-infarction/）

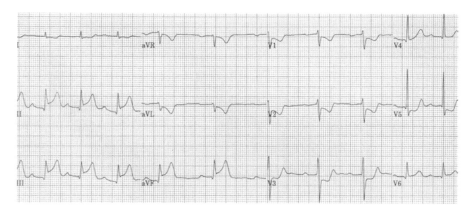

图 12.2　12 导联心电图，在 II 导联、III 导联、aVF、V2、V3 上可见急性下后壁 MI。（Adapted from Myocardial Infarction, E Learning Center. Available at https://ecg.utah.edu/lesson/9）

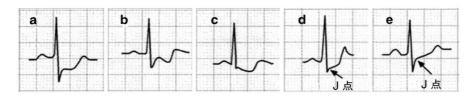

图 12.3　ST 段压低。(a)水平 ST 段压低。(b,c)向下倾斜的 ST 段压低。(d)向上倾斜的 ST 段压低。(e)正常变异 QRS。(Adapted from Acute Myocardial Infarction. Available at http://www.medicine-on-line.com/en/detail_ecg.php)

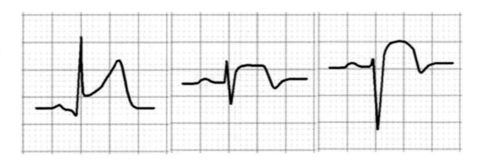

图 12.4　ST 段抬高的不同模式。(Adapted from Acute Myocardial Infarction. Available at http://www.medicine-on-line.com/en/detail_ecg.php)

管理

一旦发现或怀疑 ACS，应立即终止手术。目前的证据支持使用低剂量阿司匹林（81mg），已证明这可以降低死亡率，可以在未镇静的患者中通过口服给药，也可以在镇静时通过舌下途径给药。硝酸盐类药物可被用于持续 5~10 分钟的持续缺血性疼痛，以及高血压和心力衰竭引起的急性肺水肿。尽管对 ACS 患者使用硝酸盐类药物已被广泛接受，但尚未明确显示其可降低死亡率。硝酸盐类药物必须根据血压滴定，当收缩压低于 90mmHg（出现低血压）时，应当禁用。仅当患者吸入室内空气且氧饱和度低于 90%时才使用氧气，因为其已被证明会增加梗死面积。阿片类药物会掩盖缺血症状而不缓解缺血，可能会带来更糟糕的结果，因此不推荐用于 ACS。

一旦发现 ACS，应立即召集紧急医疗服务（EMS）协助将患者紧急运送到医院，最好是到有心脏导管室和可以行心脏介入手术的医学中心。抗血小板药物联合急诊 PCA 可显著降低死亡率和发病率。当 PCA 预期延迟时，溶栓药物也可被用于某些出血风险较低的患者;然而,在近期接受过手术的患者中,通常应该避免使用。使用 β 受体阻滞剂、血管紧张素转换酶抑制剂和他汀类药物有益于 MI 患者的预后。如果发现多支冠状血管病变或严重的左主干 CAD,可以考虑行冠状动脉旁路术。

(王艺桦 译)

推荐阅读

1. de Alencar Neto JN. Morphine, oxygen, nitrates, and mortality reducing pharmacological treatment for acute coronary syndrome: an evidence-based review. Cureus. 2018;10:e2114.
2. Maddox TM. Preoperative cardiovascular evaluation for noncardiac surgery. Mt Sinai J Med. 2005;72:185–92.
3. Garg PK. Preoperative cardiovascular evaluation in patients undergoing vascular surgery. Cardiol Clin. 2015;33:139–50.
4. Chaudhry W, Cohen MC. Cardiac screening in the noncardiac surgery patient. Surg Clin North Am. 2017;97:717–32.

第 13 章

肺栓塞

Lisa Bernstein，Gary F. Bouloux

引言

急性肺栓塞(PE)是一种潜在的危及生命安全的疾病,其特点是肺动脉或其分支阻塞。大多数 PE 来源于下肢或骨盆的近端深静脉血栓(DVT),可能导致下肢疼痛和肿胀。危险因素包括使患者易发生高凝状态的遗传多态性,以及获得性因素,如近期手术、癌症、妊娠和行动不便。PE 的严重程度取决于栓子的大小和位置。较小的外周血栓的临床症状较轻,而较大的、更近端的血块(鞍状栓塞)可导致严重的右心室劳损、血管塌陷或立即死亡。

预防

全面的术前危险分层可以识别 PE 高风险的患者,并采用降低风险策略。深静脉血栓形成/急性 PE 的危险因素如下。

- 高凝状态(例如,凝血因子 V Leiden 突变或凝血酶原基因突变)。
- 心力衰竭。
- 恶性肿瘤。
- 长时间制动。
- 近期大手术。
- 吸烟。
- 肥胖。
- 补充雌激素(口服避孕药或绝经后激素替代疗法)。

- 妊娠。

如果可能，在口腔外科手术中单独使用局部麻醉将显著降低急性 PE 的风险。由于使用麻醉药物和患者不能移动，全身麻醉和中度/深度镇静增加了 DVT 形成的风险，但该风险非常低。在门诊实施镇静手术的患者极少被报道发生 DVT 形成和急性 PE，而且已报道的病例大部分是口服避孕药的育龄女性和长期使用口服避孕药的患者。应考虑在手术期间持续使用小腿加压装置或加压袜，以减轻高风险群体的风险。术后早期下床活动将进一步降低 PE 发生的可能性。

识别

对急性 PE 保持高度怀疑很重要，因为其临床表现可以从没有临床症状到大面积血凝块堵塞造成循环衰竭。患者最常出现呼吸急促、胸痛(通常是胸膜炎)和咳嗽。一些患者会因 DVT 形成造成下肢肿胀或出现喘息或咯血。最常见的体征包括呼吸急促、DVT 形成的迹象(如小腿或大腿肿胀)，以及心动过速，患者还可能出现皮肤湿冷、低热、出汗、心律失常和低血压。对于接受中度和深度镇静的患者，在识别急性 PE 方面可能会面临额外的挑战，因为交感神经反应可能会受到抑制而掩盖许多典型的体征和症状。

当怀疑急性 PE 时，评估血流动力学的稳定性至关重要。心率和血压的急剧变化应引起对急性 PE 的怀疑，尽管这种情况也可能由局部麻醉、镇静和手术操作引起。通常认为 PE 特有的典型 ECG 表现包括明显的 I 导联 S 波和 III 导联的 Q 波和 T 波(图 13.1)

窦性心动过速仍然是最常见的初始异常 ECG 表现，并且可以使用心电监护仪上的默认 II 导联轻松识别(图 13.2)。其他表现可能包括右束支传导阻滞(RBBB)或 ST 段抬高。由于通气-灌注不匹配，呼气末 CO_2 减少也很常见。此外，脉搏血氧饱和度急剧下降也可能支持 PE 的诊断。

由于大多数急性 PE 来自下肢的 DVT，对下肢进行体格检查、寻找单侧肢体肿胀或可触及的条索会提高 PE 的预检出概率。Homans 征(足背屈伴小腿疼痛)对 PE 诊断的可靠性不高。如果有迹象表明可能并发 DVT 形成，对疑似 PE 的初始诊断测试是对下肢深静脉行双重超声扫描 (U/S)。当膝关节以上的静脉受累时，超声检测 DVT 的敏感性接近 95%，但对于腘窝下方的静脉，敏感性降至 70%。D-二聚体血液检测对于急性 PE 风险高的患者可能没有意义，但在血栓低或中风险的人群中，正常结果可有效排除急性 PE。

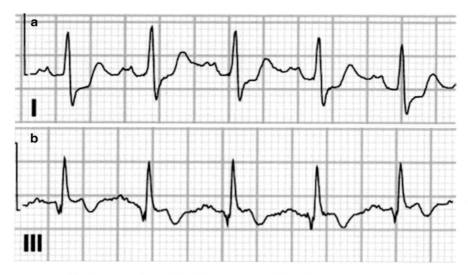

图 13.1　(a) I 导联明显的 S 波。(b) III 导联明显的 Q 波和 T 波。

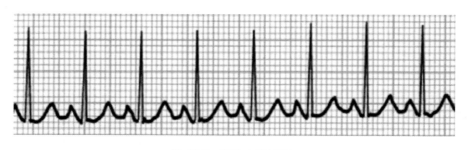

图 13.2　窦性心动过速。

对于高度怀疑急性 PE 的患者,应转送至急诊中心,因为需要进行额外的测试来明确诊断,具体如下。

- 动脉血气(ABG)显示动脉–肺泡 O_2 梯度。
- 胸部螺旋计算机断层扫描。
- 通气灌注扫描。
- 肺血管造影。

管理

在门诊对急性 PE 进行的管理是有限的。患者应使用非重复吸入面罩补充氧气,以补偿通气–灌注不匹配和低氧血症。建议静脉注射生理盐水或乳酸林格液来增加前负荷,尤其是在处理低血压时。应立即召集 EMS,以方便将患者紧急运送到医院进行进一步诊断和治疗,包括抗凝治疗、溶栓或其他干预措施。

(卢玺宇 译)

推荐阅读

1. Casazza F, Pacchetti I, Rulli E, et al. Prognostic significance of electrocardiogram at presentation in patients with pulmonary embolism of different severity. Thromb Res. 2018;163:123–7.
2. Qaddoura A, Digby GC, Kabali C, Kukla P, Zhan ZQ, Baranchuk AM. The value of electrocardiography in prognosticating clinical deterioration and mortality in acute pulmonary embolism: a systematic review and meta-analysis. Clin Cardiol. 2017;40:814–24.

第 14 章

小儿急症

Erin Rosenberg

引言

为儿童患者提供中度/深度镇静和全身麻醉面临许多额外的挑战。儿童不应该被视为成年人的缩小版,儿童和成年人之间有很多重要的解剖和生理差异需要我们去理解和鉴别。

气道和呼吸系统

儿童和成年人在呼吸生理方面最重要的差异与生命前几年的胸壁生长有关。在婴儿期,肋骨的方向使儿童容易产生无效的吸气,因为其肋骨比成年人位于一个更水平的平面上。这导致了一个难以克服的相对固定的潮气量。此外,这也会导致膈肌升高,FRC 减少,从而增加反流和误吸的机会(图 14.1)。

新生儿和婴儿胸壁的软骨性质使其比成人更顺应,有向内塌陷的倾向,导致其需要使用辅助性呼吸肌来维持胸内负压。新生儿和婴儿依靠辅助性呼吸肌的强直收缩来维持 FRC。镇静剂和麻醉药导致肌张力下降,使新生儿和婴儿容易出现血氧饱和度迅速下降和低氧血症。婴儿和成年人的潮气量是相同的;然而,婴儿的耗氧量要比成年人(3mL/kg)高得多,婴儿的耗氧量为 6~7mL/kg。呼吸暂停时,氧气消耗速度增加,伴随着 FRC 降低,婴儿发生低氧血症的速度比成年人快得多。

小儿气道解剖

医疗机构从业人员应该了解并理解成年人和儿童气道临床管理之间的关键区别(图 14.2)。

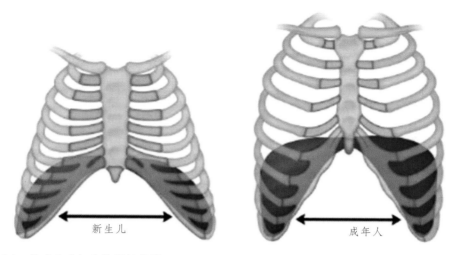

图 14.1　儿童和成年人胸部的差异。（Adapted from Litman RS. Pediatric anesthesia: the requisites in anesthesiology. Philadelphia：Elsevier Mosby；2004. p.8）

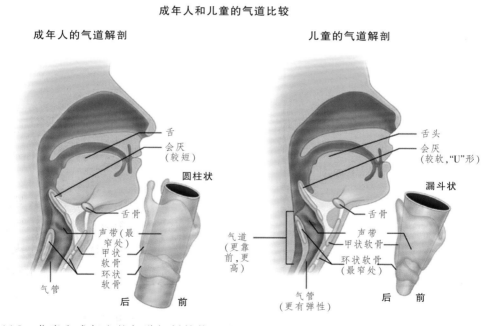

图 14.2　儿童和成年人的气道解剖结构。（Adapted from Zeretzke-Bien CM. Airway：pediatric anatomy，infants and children. In：Zeretzke-Bien C，Swan T，Allen B，editors. Quick hits for pediatric emergency medicine. Cham：Springer；2018）

枕骨部

新生儿和婴儿有较大的枕骨，这影响了气道管理中头颈部位置的摆放。枕骨使头部和颈部处于更弯曲的位置，容易导致气道阻塞。这可以通过在婴儿的肩部下垫一个柱形的肩垫来克服。

舌

与口腔的其他部分相比，婴儿的舌不成比例地增大，因此更容易阻塞气道。在年龄较大的儿童中，淋巴组织肿大也可能导致镇静和全身麻醉时发生气道阻塞。

喉部

婴儿的喉部位于第 3 和第 4 颈椎，比成年人更偏向头端。这种较高的位置导致角度更尖锐，使喉镜检查时暴露和插管更加困难。

会厌

新生儿和婴儿的会厌呈"Ω"形，与气管轴成夹角，成年人的会厌脂肪多、宽大，与气管轴平行。婴儿会厌的角度和形状使其更长且不那么坚硬，导致用喉镜镜片挑起婴儿会厌时增加了困难。这也可能增加俯卧位时发生气道梗阻的可能性。

声门下

经典的认知是，在 10 岁以下的儿童中，气道最窄的部位是环状软骨水平，而在成年人中，最窄的部位是声门水平。这种解剖上的差异可能会使当对婴儿行气管内插管时，经过声带后更加困难。

心血管系统

新生儿和婴儿的左心室顺应性低于成年人。因为每搏量相对固定，维持心输出量更多地依赖于心率。当液体超负荷的时候，他们更容易发生充血性心力衰竭，因此液体管理必须慎重处理。此外，新生儿和婴幼儿的副交感神经系统在轻微刺激下会产生过度的迷走神经反应，可导致心动过缓。然而，随着年龄的增长，交感神经系统会变得越来越活跃（表 14.1）。

禁食时间（表 14.2）

预防围术期（或术前）误吸是术前评估和准备的一部分。ASA 发布的指南可供

表 14.1　与年龄相关的心率和血压的变化

年龄	心率范围	平均收缩压 (mmHg)	平均舒张压 (mmHg)
早产儿	120~170	55~75	35~45
0~3 个月	100~150	65~85	45~55
4~6 个月	90~120	70~90	50~65
7~12 个月	80~120	80~100	55~65
1~3 年	70~110	90~105	55~70
4~6 年	65~110	95~110	60~75
7~12 年	60~95	100~120	60~75
>12 年	55~85	110~135	65~85

Adapted from: Mathers LH, Frankel LR. Pediatric emergencies and resuscitation. In: Nelson text book of pediatrics. 17th ed. Philadelphia: WB Saunders; 2004.

表 14.2　禁食时间

• 固体 (油炸、高脂肪、肉类)	8 小时
• 非母乳、配方奶粉、轻食	6 小时
• 母乳、配方奶粉	4 小时
• 清液	2 小时

麻醉医师和其他麻醉从业人员使用。其也可以作为其他医疗机构从业人员的参考，为需要手术麻醉的患者提供建议和护理。

儿童气道建立

插管

　　由于上述解剖因素，儿科插管具有挑战性，儿童的围术期并发症比成年人更常见。直接喉镜检查 (DL) 可以使用 Macintosh 喉镜或者 Miller 喉镜进行。Miller 喉镜的镜片是直的，镜片前端可以被直接放置在会厌尖端表面并将其抬起。Macintosh 喉镜的设计原理是把喉镜镜片放置于会厌谷，并间接抬高会厌。由于儿童的会厌偏软，可能会下坠阻塞喉部入口，可以通过使用 Mac 镜片的尖端压迫舌骨会厌韧带并将会厌抬起，从而在一定程度上缓解此种状况 (图 14.3a)。

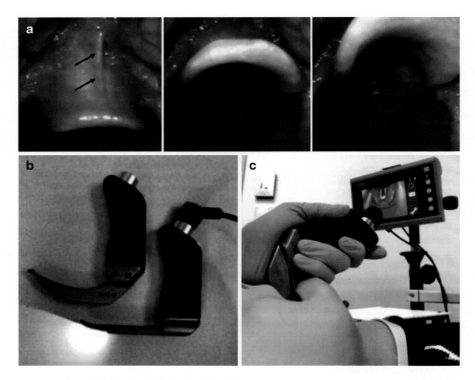

图 14.3 （a）利用舌骨会厌韧带使会厌逐渐抬高。（Adapted from Miller KA, Nagler J. Advances in emergent airway management in pediatrics. Emerg Med Clin North Am. 2019;37:473）（b）C-MAC® Macintosh 喉镜和 Miller 喉镜。（c）使用中的 C-MAC®。

　　视频喉镜（VL）间接为该装置的操作者实现了解剖结构的可视化。这些器械往往比传统的 DL 更小,当张口度受限时可以使用。一般认为 VL 可以更好地暴露声门,但首次插管时间可能较长,这可能是由于缺乏使用这些设备的经验和婴幼儿喉部更偏向头侧。

　　C-MAC®①和 Glidescope®②是传统的非一次性使用间接喉镜的典型代表。两者都以与 DL 相似的方式被插入口咽部,利用远程屏幕观察来实现喉部可视化（图 14.3b, c 和图 14.4）。

　　一些较新的设备（如 Airtraq®③）可供选择,不同之处在于其从中线插入、一次性使用,并使用目镜或小屏幕观察。此外,将气管内导管插入方便、快速的插管设备中（图 14.5）。

①C-MAC,卡尔·史托斯公司,德国图特林根。

②Glidescope,维拉森医疗公司,美国华盛顿州博塞尔。

③Airtraq®,Prodol Meditec 公司,西班牙维兹卡亚。

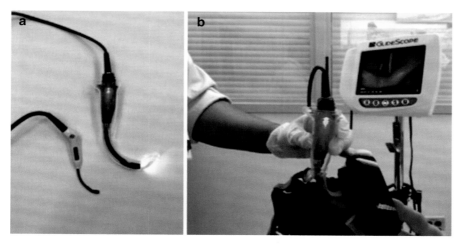

图 14.4 (a)Glidescope®。(b)使用中的 Glidescope®。

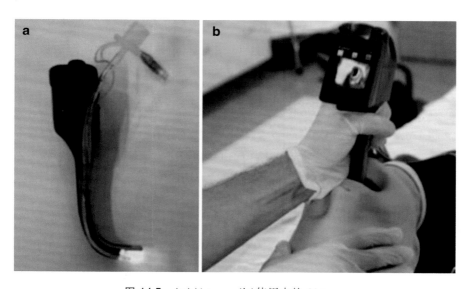

图 14.5 (a)Airtraq。(b)使用中的 Airtraq。

气管导管的尺寸

气管导管(ETT)大小的选择取决于患儿的年龄。对儿科患者习惯使用无套囊的 ETT。最近的研究证据表明,对所有年龄段的患儿使用更小号的带套囊的 ETT 是可以接受的。有几个公式可以帮助计算 ETT 的正确尺寸。不带套囊的导管尺寸=4+(年龄/4),带套囊的导管尺寸=3.5+(年龄/4)。ETT 尺寸如表 14.3 所示。

表 14.3　ETT 尺寸

使用年龄（岁）	内径（mm）	深度（cm）
1~2	4.0	10
3~4	4.5	12
5~8	5.0	14
9~10	5.5	15
11~14	6.0	16~18

喉罩

　　插管的替代方法是使用 LMA。从新生儿到成年人，有多种型号的 LMA 可以选择。放置 LMA 不难，且很少有并发症。第二代 LMA 的密闭性得以提高，并提供了用于胃减压的引流通道。与使用气管导管相比，其优点包括保持血流动力学稳定，减少喉痉挛、咳嗽、喉水肿和软组织创伤等并发症。儿童 LMA 的大小取决于患儿的体重（表 14.4）。

喉罩置入

　　置入 LMA 时，套囊应充气或部分充气。具体插入技术如下。
- 将 LMA 以与舌呈 45° 横向插入，前进至遇到阻力，然后旋转回中线。
- 正对硬腭和软腭中线插入 LMA，直到遇到咽后壁。
- 将 LMA 正中插入，套囊向上面对上腭，直到遇到咽后壁，然后旋转 180°。

小儿并发症

　　与麻醉相关的并发症并不常见，但需要及时关注和处理。最常见的并发症包括

表 14.4　LMA 尺寸

LMA 大小	体重（kg）	最大充气量（mL）
1	≤5	4
1.5	5~10	7
2	10~20	10
2.5	20~30	14
3	30~50	20

喉痉挛、支气管痉挛误吸、心动过缓和过敏反应。

喉痉挛

气道和呼吸事件是儿科患者围术期最常见的并发症,喉痉挛是呼吸相关心脏停搏最常见的原因。喉痉挛是声带自发性部分或完全闭合,引起部分或完全气道阻塞,导致低氧血症。喉痉挛可发生在诱导、维持或苏醒期。危险因素包括浅麻醉期气道检查、声带刺激(通过吸入麻醉药、分泌物、黏液或血液)、低龄、近期 URI 和气道手术,需要立即引起警觉。

预防

以下策略可被用来减少发生喉痉挛的可能。

- 对当前或近期患有上呼吸道感染的儿童推迟择期手术。
- 如有分泌物,则需要吸引。
- 使用不刺激气道的吸入剂,如七氟醚或地氟醚。
- 当采用吸入诱导时,应在患儿麻醉深度达 Ⅱ 级以后再实施静脉输液等刺激性操作。
- 考虑使用 LMA 而不是气管插管。
- 围术期应用格隆溴铵 0.01mg/kg,以减少唾液分泌,可肌内注射或静脉注射。

识别

- 吸气时的呼吸喘鸣。
- 收缩和摆动的胸壁运动。
- $ETCO_2$ 波形消失或减少。
- 脉搏血氧饱和度降低。
- 心动过速。
- 心动过缓。

管理

- 停止刺激/手术。
- 给予 100% 的氧气。
- 使用双人带阀呼吸球囊面罩双人辅助给氧,头后仰、抬下颏、托下颌。
- 使用七氟醚或异丙酚加深麻醉。

- 琥珀胆碱 0.25~0.5mg/kg 静脉注射和阿托品 0.02mg/kg 静脉注射治疗心动过缓。

或者

- 琥珀胆碱 3~4mg/kg 肌内注射和阿托品 0.02mg/kg 肌内注射，在无静脉注射条件下治疗心动过缓。

支气管痉挛

支气管痉挛是支气管平滑肌的可逆性痉挛，是迷走神经介导的，由组胺释放或有害刺激(如吸入性刺激和器械)引起。支气管痉挛可单独出现，也可能是其他疾病(如过敏反应)的组成部分。支气管痉挛大多发生在麻醉诱导期和维持期。

预防

- 鼓励患者继续服用所有哮喘药物，直到术前。
- 术前评估哮喘患儿的病情是否恶化。
- 如果儿童前两周患有上呼吸道感染，可考虑推迟手术。
- 对于哮喘儿童，可考虑在术前 30 分钟使用吸入性/雾化短效 β 受体激动剂(SABA)进行预治疗。
- 在固定气道前，确保达到足够的麻醉深度。
- 如果手术允许，对适当的患儿使用 LMA 已被证明可以降低支气管痉挛的发生率。

识别

- 听诊闻及喘息音。
- 缓慢或不完全呼气。
- 低 $ETCO_2$。
- 向上倾斜的 $ETCO_2$ 波形(图 14.6)。
- $ETCO_2$ 波形减少或缺失。
- 潮气量减少。
- 吸气压力高。
- 血氧饱和度下降。

管理

- 停止刺激/手术。

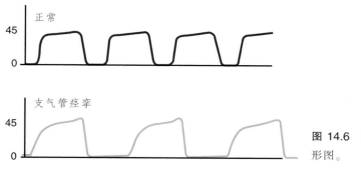

图 14.6　支气管痉挛期间的 CO_2 波形图。

- 使用 100% 的氧气。
- 使用带阀呼吸球囊面罩双人辅助给氧,头后仰、抬下颏、托下颌。
- 如考虑出现过敏/过敏反应,停止使用可疑药物。
- 用异丙酚、氯胺酮和(或)挥发性麻醉药加深麻醉。
- 根据严重程度,静脉注射肾上腺素 0.005~0.01mg/kg。
- 考虑以下任何一种措施:
  - 若患儿体重 >30kg,使用肾上腺素针(0.15mg 肾上腺素)肌内注射。
  或者
  - 计算所需肾上腺素总剂量(0.01mg/kg)。
  - 用 10mL 注射器从 1mL(1mg)肾上腺素标准小瓶中抽取 0.1mL 肾上腺素,然后用 9.9mL 生理盐水稀释,此时肾上腺素浓度为 0.01mg/mL。根据患儿的体重,可能需要不止一个注射器。

误吸

误吸是小儿气道管理中罕见的并发症。其被认为是将口咽部或胃中的内容物吸入喉部、气管和肺中。误吸可立即导致气道阻塞或肺炎。防止误吸的正常生理机制包括声带、食管上括约肌和食管下括约肌。以下因素被认为会增加误吸的风险。

- ASA Ⅲ 级或 Ⅳ 级。
- 急诊手术。
- 禁食时间不足。
- 胃排空延迟。
- 使用一代 LMA。
- 浅麻醉。

- 口腔分泌物或血液增加。

预防

- 术前禁食。
- 环状软骨压迫(Sellick 手法)。
- 气管插管或使用二代 LMA。

识别

- 肉眼可见的血液或其他物体被吸入。
- 存在呕吐物。
- 咳嗽、气喘或喉痉挛。
- $ETCO_2$ 波形减少或缺失。
- 脉搏血氧饱和度下降。

管理

- 去除声门上气道(SGA)。
- 吸引口腔和下咽部。
- 使用 100% 的氧气。
- 如果需要,实施带阀球囊面罩双人辅助通气。
- 按需置入 LMA 或插管。
- 考虑术后行胸部 X 线检查。
- 术后 2 小时观察患者是否出现新的肺部症状(如咳嗽、喘息、需要吸氧)。
- 如未出现新的肺部后遗症,患儿可在 2 小时后出院回家。

心动过缓

心动过缓通常是指 3 岁以上儿童的心率低于 60 次/分。在 3 岁以下的患儿中,心动过缓则指心率低于 100 次/分。成年人可能耐受心动过缓,但在儿科患者中应特别关注。因为儿童的心输出量主要依赖心率,所以心动过缓应当治疗。

预防

- 使用琥珀胆碱时,静脉注射 0.1mg/kg 格隆溴铵。
- 通过 $ETCO_2$ 和脉搏血氧仪监测,保持足够氧合。

识别

- 3 岁以上患儿的 HR<60 次/分。
- 3 岁以下患儿的 HR<100 次/分。

管理

- 使用 100%的氧气。
- 使用双人 BVM 辅助通气。
- 阿托品 0.01mg/kg 静脉注射或 0.02mg/kg 肌内注射。

过敏/过敏反应

过敏反应是真正的紧急情况,需要立即干预。乳胶、神经肌肉阻滞剂和抗生素通常与手术患儿的直接过敏反应有关。

预防

- 了解患儿或父母全面的过敏史。
- 避免使用含乳胶的产品。

识别

- 存在红斑、荨麻疹或全身性肿胀。
- 低血压。
- 出现心律失常(心动过速或心动过缓)。
- 表现出支气管痉挛、喘息或喘鸣等症状。
- 心脏停搏。

管理

- 停用疑似抗原(例如,抗生素或血液制品)。
- 使用 100%的氧气。
- 使用双人 BVM 辅助通气。
- 补充容量,直到血压稳定(10~20mL/kg 生理盐水)。
- 静脉注射抗组胺药(苯海拉明 1mg/kg)。
- 静脉注射肾上腺素(0.005~0.01mg/kg),取决于反应的严重程度。
- 考虑以下任何一种措施:

- 若患儿体重>30kg，使用肾上腺素针（含 0.15mg 肾上腺素）肌内注射。

或者

- 计算所需肾上腺素总剂量（0.01mg/kg）。
- 用 10mL 注射器从 1mL（1mg）肾上腺素标准小瓶中抽取 0.1mL 肾上腺素，然后用 9.9mL 生理盐水稀释，此时肾上腺素浓度为 0.01mg/mL。根据患儿的体重，可能需要不止一个注射器。

- 静脉注射甲基泼尼松龙 2mg/kg。
- 尽早插管。

（杨正雄 译）

推荐阅读

1. Ronald L. Pediatric aesthesia - the requisites in anesthesiology. 1st ed. Philadelphia: Elsevier Mosby; 2004. p. 7–11.
2. Cote CJLJ, Todres ID. A practice of anesthesia for infants and children. 4th ed. Philadelphia: Elsevier; 2009. p. 237–47.
3. Mir Ghassemi A, Neira V, Ufholz LA, et al. A systematic review and meta-analysis of acute severe complications of pediatric anesthesia. Paediatr Anaesth. 2015;25:1093–102.
4. Habre W, Disma N, Virag K, et al. Incidence of severe critical events in paediatric anaesthesia (APRICOT): a prospective multicentre observational study in 261 hospitals in Europe. Lancet Respir Med. 2017;5:412–25.
5. Morray JP, Geiduschek JM, Caplan RA, Posner KL, Gild WM, Cheney FW. A comparison of pediatric and adult anesthesia closed malpractice claims. Anesthesiology. 1993;78:461–7.
6. Olsson GL, Hallen B. Laryngospasm during anaesthesia. A computer-aided incidence study in 136,929 patients. Acta Anaesthesiol Scand. 1984;28:567–75.
7. Burgoyne LL, Anghelescu DL. Intervention steps for treating laryngospasm in pediatric patients. Paediatr Anaesth. 2008;18:297–302.
8. Cravero JP, Beach ML, Blike GT, Gallagher SM, Hertzog JH, Pediatric Sedation Research C. The incidence and nature of adverse events during pediatric sedation/anesthesia with propofol for procedures outside the operating room: a report from the Pediatric Sedation Research Consortium. Anesth Analg. 2009;108:795–804.

第 15 章

紧急气道管理

Deepak G. Krishnan，Vincent J. Perciaccante

引言

门诊医生依据他们的培训和经验,开发出一种安全、可靠、有效的模型,用于在没有安全气道的情况下实施深度镇静/全身麻醉。这些麻醉技术有助于减轻患者的围术期焦虑,并允许在没有疼痛或回忆的情况下完成手术。

这些麻醉技术的培训最初是在大型手术室中进行的,然后在门诊进行。所有住院医师都接受了各种疼痛管理、术前评估、气道仪器、机械通气和区域麻醉技术的严格培训,并在手术室(OR)学习了气道管理和麻醉紧急情况管理方面的专业知识。尽管大多数门诊麻醉是在没有插管的情况下完成的, 但在麻醉培训期间培养的技能和技术可以很好地帮助外科医生处理诊室麻醉紧急情况。

清醒镇静、深度镇静和全身麻醉是连续过程的一部分。有几个因素会影响给药的效果,包括遗传变异性、与处方药的相互作用,以及患者的解剖结构和生理功能。患者对麻醉药物的反应不同,有时是不可预测的。虽然大多数不良反应相对容易处理,但是有些可能具有挑战性,并且会让最有经验和技术熟练的麻醉医生感到惊讶。快速进展的气道紧急情况需要他们立即做出反应。门诊麻醉团队必须做好预防气道紧急情况的准备,并在发生时进行成功识别和管理。

预防

麻醉安全的关键是尽可能多地预防潜在并发症。首先对所有患者进行危险分层,以确保选择适当患者进行局部麻醉、门诊深度镇静/全身麻醉或 OR 麻醉。

术前评估

首次访视必须包括对总体健康状况的回顾，应特别关注既往麻醉史。身体功能状态是患者能否行门诊麻醉的重要决定因素，其提示患者是否需要额外的呼吸和心血管支持。可能导致麻醉并发症的常见呼吸道疾病或因素包括近期 URI、未控制或控制不佳的哮喘、COPD 和吸烟。可能导致麻醉并发症的心血管疾病包括高血压、CAD、CHF、瓣膜性心脏病（VHD）和心律失常。

以气道为重点的检查是麻醉前评估的关键。气道评估有如下两个主要目标。

- 评估可能导致气道受损的解剖因素。
- 评估潜在困难气道，并根据难易程度准备相应工具。

气道检查必须重点包括以下内容。

- 马兰帕蒂得分。
- 最大张口度。
- 颈部的运动范围，包括伸展。
- 评估是否存在预测正压通气困难的因素，包括下颌回缩、面部毛发过多、颈部固定、OSA、颈围、巨舌症、扁桃体肥大和无牙症。
- 肺部听诊。
- 四肢外周静脉穿刺点的观察。

谨慎且经验丰富的门诊医生倾向于在任何麻醉之前观察和触诊颈部结构。颈部瘢痕和解剖结构改变（如甲状腺肿大或气管偏离）提示应行进一步检查。尽管进行了适当的筛查，但未预料的困难气道仍是不可避免的。

门诊准备

在门诊，必须准备好处理任何可能发生的气道或医疗紧急情况。准备工作必须包括确保所有必要的应急设施随时可用。其中包括训练有素的诊室员工、就近的 EMS、能转送患者至有能力接收的中心，以及准备有充足设备和药品的急救车。设备和物资清单需常规清点，急救车也需整齐有序摆放、随时备用。

必须为各种体形和年龄的患者储备气道辅助设备，如辅助通气的气囊面罩、口咽和鼻咽气道、声门上装置、气管插管和喉镜、视频喉镜和其他适当设备，还应当准备适当的静脉穿刺设备和用于紧急情况的髓内穿刺设备。保障医疗气体供应、紧急吸引装置及照明设备也很重要。

员工培训和应急演练

门诊团队模型依赖于团队的每位成员对患者健康的责任心。当发生麻醉紧急情况时,团队必须同步响应,以最有效的方式激发每个人的技能和能力帮助患者。虽然不同的工作人员可能拥有不同的技能和能力,但在紧急情况下,危机资源管理的一些基本原则可以加以利用,包括适当的沟通和记录、分配工作量、尽早寻求帮助,以及调动资源。

整个团队的每月模拟培训将有助于为紧急情况做准备。使用认知辅助工具和精心编写的指南也将帮助员工在混乱的紧急情况中保持一致的工作方式。这些认知辅助工具包括一份完整的应急设备和药物清单、一份快速访问的应急文件记录、一份拨打 911 的脚本,以及不同紧急情况的清单,以确保在管理患者时不会遗漏关键步骤。

每位工作人员都应精通气道紧急情况的识别,熟悉气道辅助设备,并能够进行基本的心肺复苏(CPR)。团队可以为门诊的不同成员优先考虑和指定不同的任务。所有工作人员都能重新建立丢失的外周静脉通道或进行有效的球囊面罩通气是不可能的,但是所有员工都应接受培训,以记录、寻求帮助或接管 CPR。持续的培训和频繁的应急演习将有助于确定这些角色并使员工熟悉假设的紧急情况。美国的州和地区法规要求对所有员工进行两年一次的 BLS 培训,并对麻醉医生进行 ACLS和儿科高级生命支持(PALS)培训。

识别

当考虑行气道支持或建立紧急气道时,必须考虑多种因素。有多种技术可被用于提供通畅的气道,包括头部倾斜(颈部伸展)、使用鼻咽通气道或口咽通气道、辅助球囊面罩通气、声门上气道、气管插管或环甲膜切开术。

视诊、胸廓起伏、呼吸频率、呼吸音听诊、CO_2 波形图和氧饱和度共同被用于确保充足的通气。通气不足的第一个迹象是胸廓起伏、呼吸音和正常 CO_2 波形消失。氧饱和度下降在几分钟后才发生,不应将其作为通气不良的初始指标。矛盾的是,一些通气不足的患者可能会出现过度通气。这有可能由疼痛、PE 和 MI 引起。

管理

确保足够的通气一直是一个争分夺秒的优先事项。除非有明显的其他原因,否则通气不足的默认诊断应该是气道梗阻。真正的气道梗阻通常由更深层次的镇静导致,从而造成口咽肌张力、气道反射和呼吸抑制丧失。尽管误吸、哮喘和支气管痉挛可导致声门以下的阻塞,但阻塞通常位于声门上。声门上梗阻可能是部分的或完全的。部分阻塞会出现呼吸窘迫迹象,包括鼻孔张开、利用呼吸辅助肌,并伴有喘鸣。完全梗阻伴随着胸壁塌陷和腹部突出。管理应遵循标准流程(图 15.1)。

三重气道策略

1.头部倾斜或颈部伸展。

2.托下颌。

3.抬下颏。

这三个动作可以使松弛的舌脱离咽部组织、硬腭和软腭。当此类操作不能打开气道或解除梗阻时,应考虑放置气道辅助装置。这些气道辅助装置允许空气通过阻塞区域以外的区域。

BVM 通气和辅助气道工具

当患者无法自主呼吸时,PPV 是最重要的。尽管由于梗阻或呼吸困难而进行了三重气道策略,但仍可能发生这种情况。球囊面罩通气通常与辅助气道装置一起被用于改善通气(图 15.2)。

经鼻气道绕过包括软腭和咽部在内的鼻咽部。反应灵敏的患者对其耐受性更好。经口气道可以绕过舌、软腭和上口咽部的塌陷。反应灵敏的患者对这些设备的耐受性较差。在放置之前,应选择适当大小的气道,其应该从嘴角延伸到下颌角(图 15.3)。

声门上气道

当 BVM 通气不足时,有几种声门上气道可以使用,包括传统的 LMA、i-gel®[1]、Ambu King ETS-D Airway®[2]或食管气管联合导管 Combitube®[3]。如果使用声门外或声门上装置可确保气道通畅,并有助于确保气道的安全性,则无须插管。插入声门上/声门外气道与气管插管的选择应基于外科医生的经验和对每种技术的熟悉程度,而不是患者的特定因素(图 15.4)。

---

[1]tersurgical,美国纽约州锡拉丘兹。

[2]Ambu,美国马里兰州哥伦比亚。

[3]McKesson,美国得克萨斯州拉斯卡利纳斯。

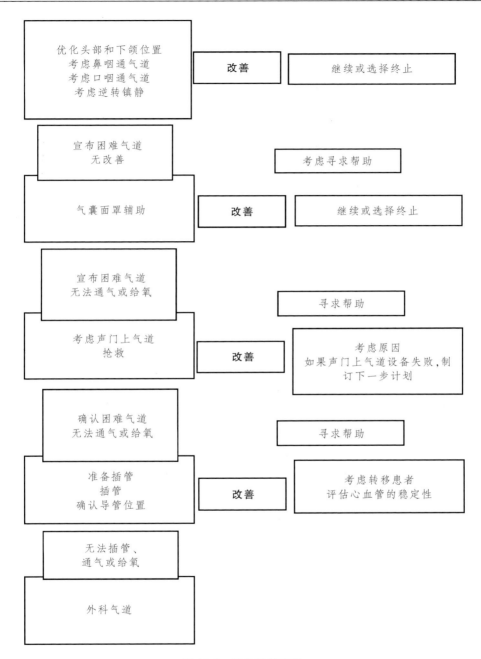

图 15.1 紧急气道流程。

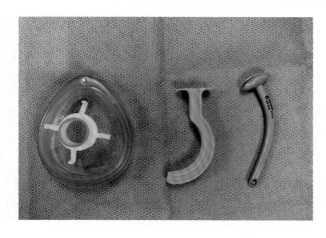

图 15.2　面罩和气道辅助装置。

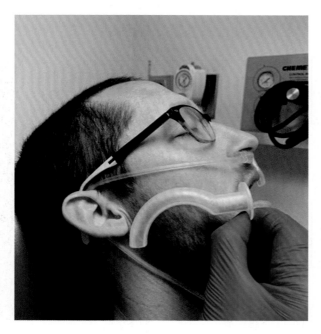

图 15.3　测量合适的经口气道大小。

气管插管

当上呼吸道装置无法保护气道时，进行规范的气管插管就迫在眉睫，团队必须立即做好准备。插管失败后，加深镇静以进一步抑制气道反射并不是必需的，但通常会使用肌肉松弛剂，以进行快速顺序诱导插管（RSI）。极少数患者可能需要插管剂量的丙泊酚（1~1.5mg/kg 静脉注射）和肌肉松弛剂（琥珀胆碱 1mg/kg 静脉注射、罗

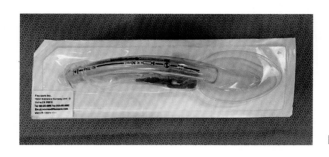

图 15.4　传统喉罩。

库溴铵 0.6mg/kg 静脉注射、维库溴铵 0.1mg/kg 静脉注射或阿曲库铵 0.5mg/kg 静脉注射）。门诊必须配备插管所需的所有必要设备和药物，包括适用于接诊患者的各种尺寸和类型的导管。

插管可通过直接或间接喉镜进行。直接喉镜使用硬性手柄和带有前灯的 Macintosh 或 Miller 镜片（图 15.5）。

间接喉镜使用视频喉镜，如 GlideScope®[1]、Airtraq®[2] 和 King Vision®[3]。如果气道需要插管，这些都是有用的辅助设备。这些内镜有助于在紧急情况下观察气道，尤其是在张口受限且标准喉镜检查不理想的情况下。此外，间接喉镜检查可以让整个团队在插管过程中观察气道（图 15.6）。

外科气道

外科气道的适应证包括无法使用球囊面罩/辅助通气工具为患者通气，以及没有

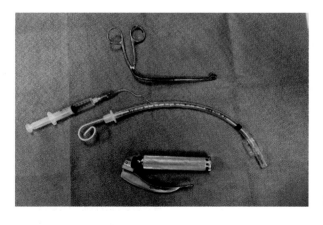

图 15.5　直接喉镜和气管插管。

---

[1] Verathon 公司，美国华盛顿州博瑟尔。

[2] Prodol Meditec SA，西班牙菲兹卡亚。

[3] Ambu，美国马里兰州哥伦比亚。

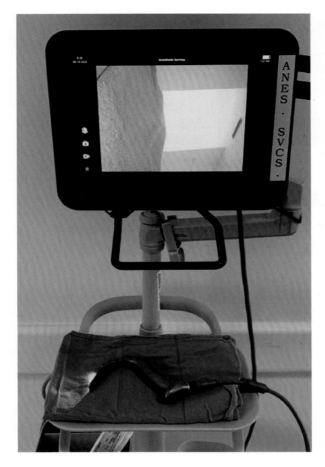

图 15.6　间接喉镜 Glidescope®。

安全的声门上/声门外气道或无法为患者插管。环甲膜切开术是确保手术气道安全最快、最简单的方法。该手术包括通过环甲膜切口放置气道装置。外科气道套件整合了手术所需的设备，并可能使其在紧急情况下更容易使用。

8 岁以下的儿童是该手术的相对禁忌证。这主要是因为儿童喉部的异常解剖和漏斗状结构，以及环状软骨环区域狭窄。这可能会导致气道穿过环状软骨时遇到困难，也可能由于瘢痕形成声门下狭窄。儿童首选的替代方法是使用 14 号针经气管给氧。

解剖

对环甲膜（CTM）的识别至关重要。颈前中线的甲状软骨突起由甲状软骨的上缘形成。通常有一个突出且可触及的"V"形切迹，尤其是在男性中。声带位于甲状软骨内。舌骨位于甲状软骨的头侧，对于甲状软骨不突出的患者，可能被误认为是甲状软骨突起。环状软骨是一个完整的软骨环,位于甲状软骨的尾侧。CTM 位于甲状腺和环状软骨之间,气管位于这些结构的尾侧。

CTM 的上界是甲状软骨,下界是环状软骨,外侧是环甲肌。对 CTM 的识别和触诊至关重要。其位于甲状软骨突起尾侧约 2cm 处,可以通过该处的轻微凹陷来识别。当进行 CTM 切开术时,甲状软骨和环状软骨与 CTM 之间的解剖关系是最重要的标志。该区域的主要血管系统——环甲动脉走行于侧面,然后汇入 CTM 上方边缘中线。沿着下缘切开可以避开这些血管。

手术步骤

患者应仰卧在手术椅上,颈部伸展。这可以暴露颈部结构并有助于识别上述相关解剖标志。尽管通气不充分,仍应继续吸氧。如果时间允许,使用消毒剂消毒颈部。应遵循以下步骤(图 15.7)。

1.用非优势手的拇指和中指稳固甲状软骨。用示指确定 CTM 的位置。

2.沿甲状软骨突起到环状软骨中线垂直切开皮肤和皮下组织。用优势手的示指触诊 CTM。有可能出血,但不会太多。一旦触摸到 CTM,将手术刀刀片水平插入。有气泡冒出和空气流动即确认进入气道。

3.用优势手的示指通过 CTM 扩张切口。

4.插入 6 号带套囊的气管导管、阳极管或 Shiley 管。也可以将探条先插入气管,

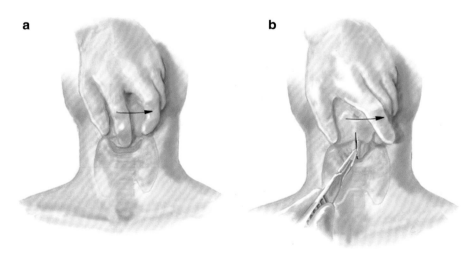

图 15.7 (a)在张力下触诊相关解剖结构和皮肤。(b)穿过皮肤和皮下组织的垂直切口。(待续)

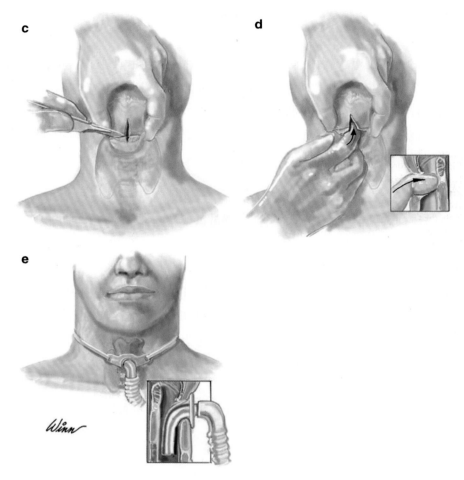

图 15.7(续) (c)穿过 CTM 的水平切口。(d)确认进入气道。(e)插入气管切开导管。

然后通过探条引导插入。

5.通过呼气末 CO_2 波形图或比色法和听诊双侧呼吸音确认导管位置。

（肖谢华 译）

推荐阅读

1. Chung WL. Anesthesia equipment for the oral and maxillofacial surgery practice. Oral Maxillofac Surg Clin North Am. 2013;25(3):373–83.
2. Gesek DJ. Respiratory anesthetic emergencies in oral and maxillofacial surgery. Oral Maxillofac Surg Clin North Am. 2013;25(3):479–86.
3. Lieblich S. Pre-operative evaluation and patient selection for office-based oral surgery anesthesia. Oral Maxillofac Surg Clin North Am. 2018;30(2):137–44.
4. Phero JC, Rosenberg MB, Giovannitti JA Jr. Adult airway evaluation in oral surgery. Oral Maxillofac Surg Clin North Am. 2013;25(3):385–99.
5. Rall M, Dieckmann P. Safety culture and crisis resource management in airway management: general principles to enhance patient safety in critical airway situations. Best Pract Res Clin Anaesthesiol. 2005;19(4):539–57.
6. Robert RC, Liu S, Patel C, Gonzalez ML. Advancements in office-based anesthesia in oral and maxillofacial surgery. Atlas Oral Maxillofac Surg Clin North Am. 2013;21:139–65.
7. Schwartz A. Airway management for the oral surgery patient. Oral Maxillofac Surg Clin North Am. 2018;30(2):207–26.
8. American Association of Oral and Maxillofacial Surgeons. AAOMS office anesthesia evaluation manual. 9th ed. Rosemont: AAOMS; 2019.
9. Collopy K, Kivlehan S, Snyder S. Surgical cricothyrotomies in prehospital care. Surgical airway placement is indicated when you cannot intubate or ventilate. EMS World. 2015;44(1):42–9.
10. American College of Surgeons. Committee on Trauma. Advanced trauma life support – student course manual. 10th ed. Chicago: American College of Surgeons; 2018.

第 **16** 章

处方阿片类药物滥用

Gary F. Bouloux, Deepak G. Krishnan

引言

手术的本质就是确保患者能够忍受疼痛。传统上,外科医生依靠药理学手段来控制和减轻疼痛,以尽量减少痛苦并促进术后康复。阿片类药物一直是术后镇痛的主要手段。一系列半合成和合成阿片类药物对天然阿片类药物(吗啡和可待因)进行了补充,这些药物往往更有效。阿片类药物的兴奋性和情绪改变特性,加上药物的相对可获得性,使这些处方药的滥用呈上升趋势。

与滥用处方药有关的死亡人数增加,导致为急、慢性疼痛患者开具阿片类处方药的指南发生重大变化。这主要基于 CDC 20 年来积累的数据。尽管在过去 10 年间,阿片类药物处方的总比例有所下降,但阿片药物滥用和死亡人数却持续增加(图 16.1)。

目前,人均吗啡毫克当量(MME)仍然是 1999 年的 3 倍左右。这表明医生正在选择更有效的阿片类药物和相对较高的剂量。尽管处方率有所下降,但据估计,在 1999—2017 年,约有 218 000 人死于阿片类药物处方。2017 年的死亡率是 1999 年的 5 倍(图 16.2)。

预防

OMS 医生有必要意识到阿片类药物的滥用,并改变处方习惯,以最大限度地减少滥用、成瘾和死亡的可能性。短期和长期使用阿片类药物的死亡相对风险(RR)分别为 1.36 和 1.72。ODC 支持以下两项策略,以帮助医生减少阿片类药物滥用和相

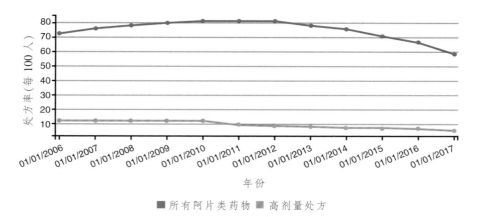

图 16.1　每年阿片处方率趋势图。(https://www.cdc.gov/drugoverdose/data/ prescribing/prescribing–practices.htmL. Accessed September 7, 2019)

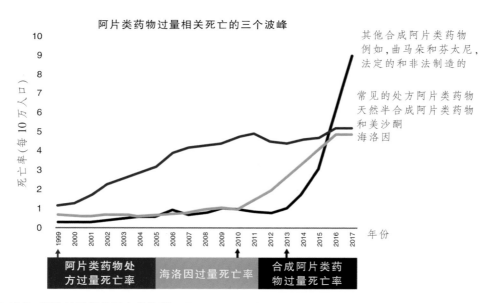

图 16.2　阿片过量相关死亡趋势图。(https://www.cdc.gov/drugoverdose/data/prescribing/ prescribing-practices.htmL. Accessed September 7, 2019)

关死亡。

改善处方习惯

- 优先使用 NSAID。
- 使用长效局部麻醉药。
- 尽可能避免术后开具阿片类药物处方。
- 仅在有指征时使用阿片类药物，并使用适用于外科手术的最低效力、最低剂量和最短持续时间的阿片类药物。

减少阿片类药物暴露

- 由美国国家处方药物监测计划（PDMP）监管阿片类药物的滥用和误用。
- 遵守国家处方药法，该法律限制了不咨询 PDMP 即可开具处方的数量。
- 利用所有可用的监控程序，识别可能存在误用和滥用风险的患者。
- 寻求并完成安全使用阿片类药物方面的额外教育，并采用质量改进计划。

超前镇痛

众所周知，手术前服用某些疼痛调节药物可以减轻术后疼痛和减少镇痛药物使用。这些药物被认为可以减少外周和中枢过敏。Nir 等人报道了多种非选择性环氧化酶（COX-1 和 COX-2）抑制剂、选择性环氧化酶（COX-2）抑制剂和加巴喷丁类药物的超前镇痛。作为同一类别，NSAID 可减少术后使用镇痛药（95%CI 为-0.61~0.14）。选择性 COX-2 抑制剂优于非选择性环氧化酶抑制剂（95%CI 为-0.95~-0.33）。此外，加巴喷丁还可以减少术后镇痛药的用量（95%CI 为-0.60~-0.38）。

长效局部麻醉药

使用短效局部麻醉剂是所有外科手术的标准。麻醉药的选择取决于包括所需的麻醉时间在内的许多因素。与利多卡因和甲哌卡因相比，丁哌卡因、罗哌卡因、依替卡因和阿替卡因的麻醉持续时间更长。由于药物会引起注射部位的血管收缩，局部麻醉剂与血管收缩剂一起使用会进一步延长作用时间。

根据药物的选择、浓度、容量、血管收缩剂的使用、解剖因素和给药方式，大多数短效局部麻醉药在 4~8 小时后不再发挥麻醉作用。使用局部麻醉泵（如 ON-Q 镇痛系统[1])可延长麻醉持续时间,利用镇痛泵的长时间输注,可以提供一个短效局部麻醉药的储存库。

长效局部麻醉剂,如丁哌卡因脂质体(Exparel[2])的出现提供了另一种延长麻醉和镇痛持续时间的方法。丁哌卡因脂质体的设计目的是在长达 96 小时的时间内释放丁哌卡因。这是使用多室脂质体(DepoFoam)技术的结果,该技术确保丁哌卡因被包裹在脂质微泡中,脂质微泡在较长时间内分解并释放丁哌卡因。脂质体丁哌卡因用 10mL 或 20mL 的小瓶提供,分别含有 133mg 或 266mg 丁哌卡因。使用生理盐水可将相应小瓶中的丁哌卡因稀释至 150mL 或 300mL,以便为组织面积较大部位手术提供麻醉。丁哌卡因脂质体的效力随着时间延长而保持,尽管麻醉持续时间会缩短,但作用时间明显长于短效局部麻醉剂。

识别

阿片类药物使用障碍(OUD)是一种与任何其他系统性疾病一样具有身体表现的疾病。大多数偶尔使用的轻度滥用者能很好地隐藏自己的症状,维持工作和人际关系。随着滥用逐渐增加,对其社会功能不同程度的损害将变得明显。

阿片类药物使用障碍的诊断

《精神障碍诊断与统计手册》第 4 版修订版(DSM–IV–TR)中关于阿片滥用和阿片依赖的诊断已经被《精神障碍诊断与统计手册》第 5 版(DSM–5)中的 OUD 所取代。DSM–5 中关于 OUD 的诊断标准如下。

一种有问题的阿片类药物使用模式,导致在 12 个月内有以下两种或两种以上原因导致临床上显著的损害或痛苦。

- 阿片类药物的服用量往往比预期的更大或时间更长。
- 减少或控制阿片类药物使用的努力或愿望失败。
- 花费大量的时间获取阿片类药物、使用阿片类药物或从其影响中恢复所需的活动。
- 渴望或具有强烈的使用阿片类药物的欲望或冲动。
- 反复使用阿片类药物导致无法履行工作、学校或家庭中的主要职责。

---

[1] Avanos, 美国加利福尼亚州尔湾。

[2] Pacira pharmaceuticals, 美国新泽西州帕西帕尼。

- 持续使用阿片类药物，存在由阿片类药物作用引起的或加剧的持续或反复出现的社会或人际关系问题。
- 由于使用阿片类药物，放弃或减少重要的社交、职业或娱乐活动。
- 在对身体有害的情况下反复使用阿片类药物。
- 尽管知道该物质可能导致持续或反复出现的身体或心理问题，但仍继续使用阿片类药物。
- 耐受*。
- 戒断*。

当诊断 OUD 的严重性时，可以根据满足诊断标准的数量进行分级。

- 轻度：2~3 条标准。
- 中度：4~5 条标准。
- 重度：6 条或以上标准。

对 OUD 的识别具有挑战性。药物相关不良行为（ADRB）包括寻求多个处方提供者、未经批准的剂量递增、处方丢失、要求使用特定阿片类药物，以及社会功能恶化。药物滥用史、精神病诊断和缺乏社会支持都会增加 OUD 的风险。有几种筛选工具有助于在开具阿片类药物之前识别有药物相关不良行为和 OUD 风险的患者。阿片类药物风险工具（ORT）和经修订的疼痛患者筛查及阿片类药物评估（SOAPP）提示阳性结果相对风险分别为 2.5 和 14.3。对于已经服用阿片类药物的患者，可以使用目前的阿片滥用量表（COMM）进行药物相关不良行为筛查。

在恰当的医疗监督下服用阿片类药物时出现耐受或戒断，不符合 OUD 的诊断标准。已被诊断为 OUD 的患者可能已接受或正在接受适当的治疗，从而出现各种缓解状态。

- 早期缓解：在 3~12 个月的时间内，未满足 OUD 的任何诊断标准（渴望除外）。
- 持续缓解：在 12 个月或更长时间内，未满足 OUD 的任何诊断标准（渴望除外）。
- 维持疗法：患者正在服用规定的阿片类激动剂或拮抗剂，除激动剂耐受或戒断症状外，未满足 OUD 的任何诊断标准。
- 受控环境：患者处于限制阿片类药物使用的环境中。

阿片类药物使用障碍的临床表现

急性中毒患者

急性中毒的临床表现取决于服用药物的半衰期和患者对阿片类药物的耐受性。患者常表现为口齿不清、镇静、针尖样瞳孔(瞳孔缩小)。

长期滥用阿片类药物的患者可能出现耐受性,急性中毒的体征和症状通常缺失。为了得到更多的阿片类药物,此类患者可能出现反社会和非法行为。OUD的临床表现取决于药物、剂量和给药途径。其他常见的特征包括阿片类药物引起的肠道综合征(便秘、腹胀、早饱和疼痛)、肠梗阻或麻醉性肠道综合征(腹痛)。阿片类药物引起的痛觉过敏也可能发生,导致患者对疼痛的敏感性增加。这种疼痛可能是严重的、慢性的或反复发生的,并在医疗监督下戒断阿片类药物后显著减轻。

戒断症状

阿片类药物滥用者在戒断时会出现以下症状。

- 肌痛和骨痛。
- 睡眠问题。
- 腹泻和呕吐。
- 起鸡皮疙瘩和寒战(突然停药)。
- 无法控制的下肢运动(戒断用药)。
- 极度渴望。
- 决策力、行为控制和对压力情境的反应不佳。

阿片类药物代谢

尽管存在药物相关不良行为和 OUD 的可能性,了解阿片类药物的代谢及其如何影响患者对阿片类药物的反应是很重要的。细胞色素 P450(CYP)是肝酶家族的一员,在药物代谢中有显著的作用。可待因、氢可酮和羟考酮均被 CYP2D6 代谢为活性化合物。吗啡和氢吗啡酮由 UGT2B7 代谢,哌替啶由 CYP2B6 代谢,曲马朵由 CYP2D6 代谢,芬太尼由 CYP3A4/5 代谢。将非活性阿片类药物代谢成活性化合物的能力可能受到单核苷酸多态性(SNP)和基因复制的不利影响。就 CYP2D6而言,大约 7%的白种人属于代谢不良者,3.5%属于超快速代谢者。当使用氢可酮或羟考酮时，尽管手术类型和药物剂量相似，也可能导致患者之间的镇痛水平差异很大。

管理

OUD 的管理是复杂的，涉及戒瘾专家、慢性疼痛管理专家和精神病学专家。

使用阿片类激动剂的替代疗法

阿片类激动剂抑制渴求和戒断症状，并阻断其他阿片类药物的急性效应。实际上，用于治疗的药物将替代患者滥用的药物。使用适当剂量的阿片类激动剂可减少药物戒断症状，使 OUD 患者恢复正常的生活方式，包括安全操作机器和驾驶，而不会造成明显损害。患者身体仍然依赖这些激动剂，但没有像海洛因、芬太尼或处方药成瘾那样严重损害社会行为的模式。阿片类药物替换/替代疗法的成功率为 40%~65%。

美沙酮是一种长效阿片受体激动剂，可与阿片 μ 受体结合，在 24 小时内预防戒断症状。使用美沙酮作为 OUD 替代疗法的主要目的是，尽管血液中的药物含量很高，但其能够减少渴望和兴奋的影响。应用美沙酮治疗可降低 OUD 的死亡率，包括所有与吸毒有关的死亡原因，如吸毒过量、事故、使用不当稀释液、非灭菌注射器，以及与毒品有关的犯罪。虽然美沙酮维持治疗(MMT)是常见的治疗方法，但最终目标是消除所有阿片类药物滥用。在有执照机构的监督下，患者每天接受一次美沙酮液体制剂治疗，与果汁或水一起摄入。剂量在几周内逐渐递增，直到达到每天 60~80mg 的剂量。服用美沙酮的患者有过量用药的危险。与慢性阿片类药物滥用类似，美沙酮治疗也会导致痛觉过敏。此外，美沙酮剂量与 QT 间期延长有关。

丁丙诺啡是一种阿片 μ 受体激动剂和 κ 受体拮抗剂，被用于治疗阿片类药物成瘾。其最常经黏膜给药。丁丙诺啡与纳洛酮(一种阿片类拮抗剂)以 4:1 的比例组合制备的制剂像丁丙诺啡与纳洛酮舌下薄膜制剂一样受欢迎。当舌下给药时，纳洛酮的活性极低。此外，这种组合还可以防止成瘾者通过将药片压碎溶解之后进行静脉注射，他们不敢以这种方式来滥用这种药物，因为静脉注射纳诺酮会导致阿片类药物依赖者产生突然戒断症状。丁丙诺啡也可作为一种植入物，连续 6 个月提供稳定的血药浓度。其也可以作为一种皮下注射的长效注射剂，通常每月使用一次。其他镇静药物，如其他阿片类药物、苯二氮䓬类药物、抗组胺药、乙醇和抗精神病药，会增加丁丙诺啡的镇静/麻醉作用。此外，阿片类药物，尤其是苯二氮䓬类药物，增加了潜在致命性呼吸抑制的风险。丁丙诺啡相关的死亡发生在与其他药物一起服用时。然而，与美沙酮相比，丁丙诺啡过量致死的可能性较低。

阿片类药物拮抗剂

使用阿片类药物拮抗剂治疗 OUD 的前提是，后续使用阿片类药物拮抗剂可以防止使用者出现阿片类药物中毒或生理依赖，从而加强戒断。纳曲酮是一种阿片受体拮抗剂，通过致敏阿片受体阻断阿片作用。历史上，其一直被用于治疗乙醇中毒。将该药物纳入 OUD 维持治疗的最常见适应证是防止复发。在医疗监督戒断阿片滥用完成以前，使用该药物可能会加重一些严重的戒断症状。给药时，药物滴定至预期效果，同时仔细观察任何戒断症状。纳洛酮有口服和长效注射剂两种给药方式。

OMS 门诊对阿片类药物使用障碍患者的管理

OUD 患者在 OMS 门诊进行常规或紧急护理。外科医生应考虑治疗可预防的疼痛诱因。还必须认识到，部分患者是长期阿片类药物使用者，而不是药物滥用者。治疗长期使用阿片药物患者的急性疼痛的目的是防止戒断症状，提供足够的镇痛，并避免引发成瘾复发或恶化。

对这些患者的外科治疗可能具有挑战性，尤其是 OMS 医生在门诊进行镇静时。其中一些挑战可能是与患者相关的障碍，如外周静脉通路、中枢致敏、阿片类药物耐受性及阿片类药物诱导的痛觉过敏。其他挑战是无法与管理患者疼痛的主管医生联系。如果手术后需要开具阿片类药物，需要关注急性疼痛而不是慢性疼痛。为了有效地做到这一点，需在急性疼痛发作之前确定每天使用的阿片类药物剂量，并根据此基线疼痛下的适当剂量对术后处方进行个性化管理。询问患者先前存在的慢性疼痛并确定急性疼痛与慢性疼痛在性质、位置、强度、模式和质量方面的差异也很重要。这有助于计算每天阿片类药物的基线需求量，然后据此选择止痛剂。只要可能，建议使用非麻醉性方式处理疼痛。然而，添加短效阿片类药物治疗急性疼痛是可以接受的，前提是管理慢性疼痛的医生允许使用额外的阿片类药物。具有挑战性的患者也可以从疼痛药物使用咨询中获益。

（罗川　译）

推荐阅读

1. American Psychiatric Association. Diagnostic and statistical manual of mental disorders, (DSM-5). 5th ed. Arlington: American Psychiatric Association; 2013.
2. Bouloux GF. Use of opioids in long-term management of temporomandibular joint dysfunction. J Oral Maxillofac Surg. 2011;69:1885–91.
3. Vowles KE, McEntee ML, Julnes PS, Frohe T, Ney JP, van der Goes DN. Rates of opioid misuse, abuse, and addiction in chronic pain: a systematic review and data synthesis. Pain. 2015;156:569–76.
4. Ekholm O, Kurita GP, Hojsted J, Juel K, Sjogren P. Chronic pain, opioid prescriptions, and mortality in Denmark: a population-based cohort study. Pain. 2014;155:2486–90.
5. Berridge V. Heroin prescription and history. N Engl J Med. 2009;361:820–1.
6. Sullivan M, Bisaga A, Pavlicova M, et al. Long-acting injectable naltrexone induction: a randomized trial of outpatient opioid detoxification with naltrexone versus buprenorphine. Am J Psychiatry. 2017;174:459–67.
7. Sullivan MA, Bisaga A, Pavlicova M, et al. A randomized trial comparing extended-release injectable suspension and oral naltrexone, both combined with behavioral therapy, for the treatment of opioid use disorder. Am J Psychiatry. 2019;176:129–37.
8. Pergolizzi JV, Taylor R, LeQuang JA, et al. Towards personalized opioid dosing: a concise overview of *CYP* polymorphisms. Anaesthesiol Clin Sci Res. 2018;2(1):11–9.
9. Nir R, Nahman-Averbuch MR, et al. Preoperative preemptive drug administration for acute postoperative pain: a systematic review and meta-analysis. Eur J Pain. 2016;20:1025–43.

索 引

B

瓣膜性心脏病　6

C

超前镇痛　128

长效局部麻醉药　128

充血性心力衰竭　6

处方阿片类药物滥用　126

D

单克隆抗体　42

窦性心动过缓　81

窦性心动过速　80

窦性心律失常　79

F

房性心律失常　79

肥胖症　59

肺功能测试　38

肺栓塞　98

G

高级生命支持　12

冠心病　5

过敏　47

过敏反应　113

H

喉痉挛　21

J

基础生命支持　12

间歇性房性期前收缩　81

紧急气道管理　115

局部麻醉　92

K

困难气道　24

L

拉尔森手法　29

M

马兰帕蒂分级法　26

Q

气道检查　25

气管插管　120

全身麻醉　93

R

人工瓣膜　6

S

三重气道策略　119

三度房室传导阻滞　86

声门上气道　119

室性心动过速　87

室性心律失常　79

室性期前收缩　87

W

文氏阻滞

无脉性电活动　89

误吸　31

X

小儿急症　102

哮喘　36

心电节律　94

心动过缓　112

心房颤动　83

心房扑动　84

心肺复苏　13

心肌梗死　91

心律失常　77

心室颤动　88

心脏停搏 90

悬雍垂–腭–咽成形术　67

Y

一度房室传导阻滞　85

医学模拟　16

Z

张口困难　72

阵发性室上性心动过速　83

支气管痉挛　53

支气管哮喘　36

阻塞性睡眠呼吸暂停综合征　66

最大张口度　72